编委会

主　编：贺晓春　刘伟信　张先庚　肖桂华

副主编：赵　艳　曾莉娟

编　委（按音序排序）：

　　　　曹　俊（四川护理职业学院）

　　　　贺晓春（四川省妇幼保健院）

　　　　李　雲（四川省妇幼保健院）

　　　　刘伟信（四川省妇幼保健院）

　　　　林晓娟（四川护理职业学院）

　　　　梅　雪（广元市中心医院）

　　　　税　丹（四川省妇幼保健院）

　　　　王　兰（四川省妇幼保健院）

　　　　吴凯莉（四川大学华西第二医院）

　　　　吴　优（四川省妇幼保健院）

　　　　肖桂华（四川省妇幼保健院）

　　　　薛新霞（四川省妇幼保健院）

　　　　杨　柳（四川省妇幼保健院）

　　　　杨　翔（成都医学院护理学院）

　　　　曾莉娟（四川省妇幼保健院）

　　　　张先庚（四川护理职业学院）

　　　　赵　勍（四川省妇幼保健院）

　　　　赵　艳（绵阳市中心医院）

　　　　周海燕（成都市妇女儿童中心医院）

医院临床护理教学管理实践

贺晓春　刘伟信　张先庚　肖桂华　主编

四川大学出版社

图书在版编目（CIP）数据

医院临床护理教学管理实践 / 贺晓春等主编. —— 成都：四川大学出版社，2024.11. -- ISBN 978-7-5690-7433-8

Ⅰ．R47

中国国家版本馆CIP数据核字第2024NU5269号

书　　　名：	医院临床护理教学管理实践
	Yiyuan Linchuang Huli Jiaoxue Guanli Shijian
主　　　编：	贺晓春　刘伟信　张先庚　肖桂华
选题策划：	许　奕
责任编辑：	许　奕
责任校对：	倪德君
装帧设计：	胜翔设计
责任印制：	李金兰
出版发行：	四川大学出版社有限责任公司
	地址：成都市一环路南一段24号（610065）
	电话：（028）85408311（发行部）、85400276（总编室）
	电子邮箱：scupress@vip.163.com
	网址：https://press.scu.edu.cn
印前制作：	四川胜翔数码印务设计有限公司
印刷装订：	四川五洲彩印有限责任公司
成品尺寸：	148 mm×210 mm
印　　张：	4.75
字　　数：	127千字
版　　次：	2025年1月 第1版
印　　次：	2025年1月 第1次印刷
定　　价：	29.00元

本社图书如有印装质量问题，请联系发行部调换

版权所有 ◆ 侵权必究

扫码获取数字资源

四川大学出版社
微信公众号

主编简介

贺晓春，副主任护师，护理硕士，成都医学院护理硕士生导师，护理部主任，四川省"三八红旗手"，四川省"三八红旗标兵"，四川省省级新生儿复苏优秀培训师资、省级儿科高级生命支持培训师资，入选2023年四川省卫生健康英才计划"中青年骨干人才"。任中国妇幼保健协会护理分会常委、中国医师协会儿童重症分会医护协助组织委员、中国妇幼保健协会妇女保健专科能力建设委员会委员、四川省社区卫生协会护理专委会主任委员、四川省护理学会妇科护理专委会候任主委、四川省护理学会重症专委会常委等。主持省部级及厅局级科研课题4项，参与科研项目20余项，发表论文20余篇，参编教材1部，主编或参编著作6部，获发明专利2项、新型实用型专利10余项。

刘伟信，研究员，二级教授，享受国务院政府特殊津贴专家，四川省青年科技奖获得者，四川省学术技术带头人，四川省有突出贡献的优秀专家，四川省卫生计生领军人才。主持国家自然科学基金等省部级以上科研项目10余项，获省部级科技进步奖5项。发表学术论文100余篇，SCI收录10余篇，主编或副主编学术专著5部。任中华医学会计划生育分会常委，国家辅助生殖技术管理专家库成员，中国妇幼保健协会辅助生殖技术监测与评估专委会副主任委员，四川省医学会计划生育专委会主任委员、生殖医学专委会候任主任委员，《中国计划生育和妇产科》杂志副主编。

张先庚，二级教授，中医学博士，博士生导师，享受国务院政府特殊津贴专家，四川省学术技术带头人，四川护理职业学院院长。获评全国教书育人楷模、全国黄炎培职业教育杰出校长、中央精神文明办全国疫情防控百名最美志愿者、全国教育系统先进集体负责人、四川省评议委员会委员、中华护理学会杰出护理工作者、四川省"三八红旗手"、成都市大中学校十佳青年教师等。任国家卫生行业指导委员会老年管理与保健专委会副主任委员、中华护理学会护理教育专委会副主任委员、四川省护理学会副会长。牵头主持省部级以上项目38项，其中国家自然科学基金面上项目2项，科技部重大研发计划子项目1项。获研究成果奖25项，其中国家级教学成果二等奖、全国卫生职业教育教学指导委员会教学成果一等奖、四川省教学成果特等奖及一等奖各1项。主编国家级教材及专著26部，公开发表SCI收录与核心期刊论文356篇。

肖桂华，硕士研究生，从事临床护理教学10余年，护理部主管教学7年，具有丰富的教学经验和教学管理经验。

前言

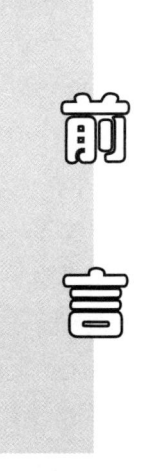

在医学教育的广阔画卷中，医院临床护理教学无疑是最为绚烂多彩的一笔。它不仅是护理理论与临床实践紧密结合的桥梁，更是培养未来护理人才、提升医疗服务质量的重要环节。随着医疗技术的飞速发展和医疗模式的不断革新，临床护理教学面临着前所未有的挑战与机遇。正是在这样的背景下，《医院临床护理教学管理实践》一书应运而生，旨在为护理教育工作者、临床带教老师提供一本全面、系统、实用的教学指导手册。

本书源于对临床护理教学实践现状的深入分析与思考。在结构上。本书共分为六章，各章内容环环相扣，逻辑清晰，构成了完整的临床护理教学体系。第一章"总论"，对临床护理教学的概念、意义、对象及内容进行了全面阐述，为读者提供了宏观的教学视野。第二章"医院临床护理教学组织形式",详细介绍了临床护理教学的各种组织形式,包括临床带教制、课堂教学、线上教学等,为临床护理教学提供了多样化的选择。第三章"临床护理教学师资管理",聚焦于临床教学师资队伍的建设与管理,强调了教师在临床护理教学中的核心作用。第四章"临床护理教学实施",详细阐述了临床护理教学的具体实施步骤和方法,包括教学计划制订、教学内容选择、教学方法运用等,为临床护理教学提供了可操作的指导。第五章"教学质量管理与教学评价",探讨了如何对临床护理教学质量进行有效管理和评价,以确保教学质量和教学效果。第六章"临床护理教学管理",着眼于临床护理教学的整体管理,包括教学制度建设、教学资源配置、教学团队建设等,为临床护理教学的持续发展提供了有力保障。

在编写过程中,我们特别注重理论与实践的结合,既注重理论的深度与广度,又强调实践的可行性与有效性。同时,本书还吸收了国内外临床护理教学的先进经验和研究成果,力求为读者提供最新、最全面的教学信息。

此外,本书的编写得到了众多护理教育专家、临床带教老师及护理专业学生的大力支持和帮助,他们的宝贵意见和建议为本书的完善提供了重要支持。在此,我们向所有为本书付出辛勤努力的同仁表示衷心的感谢!

由于编者的水平有限,疏漏之处在所难免,恳请广大读者提出宝贵意见和建议,以便不断改进。

贺晓春

2024 年 11 月

目录

第一章 总　论 …………………………… 1
　第一节 医院临床护理教学概述………… 1
　第二节 临床护理教学内容……………… 7
第二章 医院临床护理教学组织形式……… 18
　第一节 临床带教制……………………… 18
　第二节 课堂教学………………………… 36
　第三节 线上教学………………………… 54
　第四节 模拟教学………………………… 57
第三章 临床护理教学师资管理…………… 62
　第一节 临床护理教学师资选拔………… 62
　第二节 临床护理教学在职培训………… 70
第四章 临床护理教学实施………………… 78
　第一节 教学计划………………………… 78
　第二节 教学实施………………………… 90
　第三节 教学反思………………………… 98

第五章　教学质量管理与教学评价 …………………………… 105
　第一节　教学评价概述 ………………………………………… 105
　第二节　教师教学工作评价 …………………………………… 111
　第三节　学生学业评价 ………………………………………… 114
第六章　临床护理教学管理 …………………………………… 124
　第一节　教学管理概述 ………………………………………… 124
　第二节　教学档案管理 ………………………………………… 130
参考文献 …………………………………………………………… 138
附　录 ……………………………………………………………… 141

第一章 总 论

第一节 医院临床护理教学概述

一、医院临床护理教学的概念

护理学是一门以实践为主的应用科学,培养具有临床护理实践能力的护理专业人员是护理学教育的主要目标。医院临床护理教学是培养合格护理人才的核心环节,是一种帮助护理学生将课堂上所学到的专业知识和技术运用到临床护理实践中,使之获得应有的专业技能、态度和行为的教学组织形式。它以临床实践教学为主,既具有一定的理论性,又具有实践性,注重理论与实践的结合。护理学生必须接触患者、接触实际、动手操作,在实践中培养独立护理患者的能力,并在实践中不断学习新知识、新业务、新技能,从而不断地提高临床护理工作的质量,满足患者的需要。

二、医院临床护理教学的特点

医院临床护理教学受其教学环境的影响,具有教学环境的复杂性、教学组织的机动性、教学方法的多样性、师生关系的密切性、教学评价的时效性等特点。

(一)教学环境的复杂性

医院各科室工作体系不尽相同,教学场所众多,如病房、患者床旁、检查室、治疗室、处置室、操作台旁等，与在教室学习不同，医院教学会给学生带来不一样的感受。

（二）教学组织的机动性

临床工作随着就诊患者的变化而不断变化，临床上也会出现各种突发事件，给临床教学组织带来了很大的挑战。临床教学组织具有机动性的特点。

（三）教学方法的多样性

针对不同文化、专业、学习背景的学生需要制定不同的教学目标，并采取不同的教学方法，比如一对一或一对多的带教制教学、以真实病例为媒介的护理查房式教学、实物演示及角色扮演的情景模拟教学、从实践中不断获得知识的经验教学、以问题为基础引导学生自主学习的 PBL 法、以案例为基础引导学生自己提出问题进行讨论的 CBT 法等。这些都是为了让学生的理论知识通过多样的临床学习变得更深刻、更直观、更系统。

（四）师生关系的密切性

医院临床护理教学不同于在学校授课，老师对学生近距离指导，学生在临床上遇到问题时可以直接、快速地得到老师的反馈及帮助。良好的师生关系可以提高学生的临床适应能力及解决临床问题的能力。

（五）教学评价的时效性

临床护理教学应注重教学评价的时机，除了在学生进入临床的前期、中期及结束期进行相应教学效果评价，了解学生的心理动态，在平时的带教过程中也应及时针对学生的表现、操作及遇到的问题等进行反馈，建立评价机制，鼓励学生对带教老师进行反馈，共同促进临床护理教学的开展。

三、医院临床护理教学的意义

(一) 培养护理人才的核心环节

临床护理教学是护理教育中不可或缺的有机组成部分。临床环境与其他工作环境存在巨大的差别：一是临床环境中存在护患关系、医护关系；二是临床环境是不断变化的，没有固定的形式，需要通过不断的临床实践来提升应变能力。临床护理教学的过程中，学生可以直接接触患者，沉浸式感受医院环境，与其他医护人员配合工作等，全面提升临床、管理、沟通和协作能力。临床护理教学可以提升学生的护理实践能力，培养其在护理患者过程中的人文精神、团队精神和协作能力，使其在护理实践、人文素养、团队协作方面发展，成为一名优秀的护理人才。

(二) 提升带教老师业务水平

第一，临床护理教学不仅是教与学的过程，更是教学相长的过程。带教老师在对学生开展教学的过程中，需要通过学习更新知识体系，以便更好地带教。第二，为提升医院的教学质量，医院设置了全面的师资培训体系，通过组织师资专项培训班、MOOC自学、学术交流会议、继续教育项目等加强师资队伍建设。通过"内驱""外培"两大方面的助力，提升带教老师的职业素质，优化其知识结构和能力结构，不断提升其业务水平。

(三) 促进医疗护理质量提升

一方面，带教老师可以通过对各层级学生的带教，不断更新自身知识理念，使之应用于临床，促进护理质量更快、更好地发展；另一方面，医院可以通过临床教学发现临床问题。通过对现存制度、流程的不断学习，对管理程序加以修订、完善，及时解决问题，并将修订和完善的有关规章制度贯穿于临床教学工作中，形成良性循环。教学相长，带教老师在教学过程中不断加强学习，提高自身知识水平和修养，将各种医疗护理常规、预案等熟记于心，在教导学生的同时进一步提升自身的护理水平。

（四）提升医院竞争力

1. 医院临床护理教学是医院护理学科建设的基础

对医院而言，学科是组成医院的基本单位，包括医疗、教学和科研三大要素。学科能够为医院发展提供充足的知识储备、技术储备、人才储备，是医院开展医疗、教学、科研等各项工作的前沿阵地和主战场。医院实力的直接体现就是学科建设水平，学科建设是医院发展的生命线。医院临床护理教学可以通过提高带教老师业务能力来提高护理水平。教学过程给带教老师带来的灵感也让临床护理科研有更多的切入点。医院教学是学科建设的基础，医疗、教学和科研作为学科建设的三要素相互促进、共同发展。

2. 医院临床护理教学有效推进护理人才队伍建设

在医疗体系日益完善的今天，医院护理教学不仅是知识的传授，更是护理人才队伍建设的关键驱动力。一方面，通过系统化的临床教学体系，医院能够培养出具备扎实理论基础与卓越实践能力的护理人才，持续的教学评价与反馈机制能确保教学质量不断提升，为护理人才队伍的持续发展注入活力；另一方面，带教老师在实施教学的过程中不断汲取新理念、学习新知识，不断自我提升。教学还能调动工作积极性、释放创造力、激发潜能以及实现人生价值，从而进一步提升护理人才队伍的素质。在教与学的过程中，逐步磨炼出学科带头人及骨干。所以，医院临床护理教学能促进护理人才梯队构建，从不同层面使不同层次人才发挥作用，达到加强医院人才队伍建设的目的。

3. 提升护理服务能力

各层次学生通过在医院的学习，可以获取更多的护理知识、临床技能，提升团队合作能力、人际沟通能力、科研能力、批判性思维能力，综合素养不断提高；带教老师在上述能力提升的基础上，还会提升教学及管理能力、创新能力、信息技术运用能力等，使个人发展更加全面，个人潜能得到极大发挥。无论老师还是学生，对患者、对社会的服务能力均会得到提升，使整个医院的社会服务能力得到提升。

4. 有利于树立护理品牌形象

在医疗行业竞争日益激烈的今天，医院护理教学不仅是培养专业人才的重要途径，更是塑造和提升医院护理品牌的关键环节。塑造医院护理品牌需要过硬的护理技能和软实力。医院临床护理教学可以提高护士的业务能力，保障护理水平不断提升；通过高质量的护理教学，医院能够展现其专业实力与教育理念，吸引更多有志于护理事业的优秀人才加入，形成良性循环；医院护理品牌的塑造离不开品牌传播，医院教学对象来自省内外各大学校、医疗机构，他们在学成后把自身的护理技术传播到各地并受到认可，经年累月，护理品牌便形成了。

四、临床护理教学对象

（一）在校护理学生

1. 临床见习

临床见习（clinical observation）是护理专业学生在学校学习期间有计划地到医院临床学习，通过观察、问诊、体格检查、操作等教学活动，加深对理论知识的理解和掌握，逐步将课堂理论与护理临床实践相结合的一种教学形式。重点是使学生了解医院环境，初步体会护理工作性质和任务以及护理工作的全貌，并且通过与患者短时间的接触，对护理患者和病房这一概念有一个概括的理解，为临床实习奠定基础。

2. 临床实习

临床实习（clinical practice）又称生产实习或毕业实习，指学生完成在校所有课程后到医院接受为期一年的临床实践，在此阶段，学生将在内科、外科、妇产科、儿科、手术室、社区保健室、特种科室等不同的科室轮转，在带教老师的指导下承担部分护理工作、巩固强化理论课所学知识和技能，以培养良好的职业行为和道德，这是检验课堂教学质量的手段之一。带教老师负责检查学生实习情况以及填写实习手册，了解学生实习表现和进步，保证实习计划按时完成，并认真做好出科小结，对学生的素质、技能、智能等方面进行全面考核评估。

（二）毕业后教育护士

毕业后教育是指护士在完成基础护理教育后，进一步接受的专业化、高级化的教育培训。其目的在于深化和拓展护士的专业知识和技能，提升其在临床实践中的独立处理问题和应对挑战的能力。毕业后教育的内容涵盖了高级护理技能、最新医疗知识、临床决策能力、跨学科合作与沟通等多个方面。

（三）继续教育护士

护士继续教育是继毕业后教育之后，以学习新理论、新知识、新技术、新方法为主的一种终生性护理学教育。目的是使护士在整个专业生涯中保持高尚的医德医风，不断提高专业工作能力和业务水平，以适应医学科学技术和卫生事业的发展。根据学习对象、学习条件、学习内容等具体情况，采用培训班、进修班、研修班、学术讲座、学术会议、业务考察和有计划、有组织、有考核的自学等多种方式。参加护理继续教育，既是广大护士享有的权利，也是应尽的义务。

（四）进修护士

进修护士具有较为丰富的临床实践经验，但可能在某些特定领域或高级技能方面存在不足。他们具有较强的学习能力和自我驱动力，对新知识、新技能有着较高的追求，选择进入更高层次或特定领域的医疗机构进一步学习和实践。

针对进修护士的教学，重点是其专业领域内的先进知识、技能及最新研究成果。教学方法可包括专题讲座、案例分析、模拟训练、临床实践等多种形式，以满足其个性化学习需求。

第二节　临床护理教学内容

一、临床理论教学

临床理论教学旨在提高学生的理论水平，使他们能够更好地为患者提供科学、规范的护理服务。通过理论教学，培养学生的综合素质和职业道德，促进护理行业可持续发展。

（一）基础理论与专科理论

通过理论讲座等方式，学生进一步掌握护理工作中涉及的基础理论知识、所在科室的专业理论知识，并了解本专科的发展状况。

（二）临床护理工作方法

1) 护理工作的流程与规范：详细介绍临床护理工作的流程与规范，强调标准化操作的重要性，以确保护理质量和患者安全。

2) 病情观察与记录：培训学生如何观察病情变化，包括生命体征、意识状态、出入量等，并准确记录。

3) 药物管理：教授学生如何正确管理药物，包括药物的储存、配药、给药等，确保患者安全用药。

4) 护患沟通技巧：培训学生如何与患者及家属进行有效沟通，建立良好的护患关系，提高患者满意度。

5) 团队协作与多学科合作：强调团队协作的重要性，培训学生与其他医护人员有效合作的方法，以便共同为患者提供全面的医疗服务。

（三）临床新理论、新知识

1) 介绍最新的临床研究成果，如某种疾病的最新治疗方法、护理方案等,使学生了解最新的医疗进展,如医疗护理指南、专家共识、护理团体标准等。

2)涵盖近年来临床护理领域出现的新技术,如智能护理设备的使用、远程护理等,提升学生对新技术的应用能力。

3)介绍最新的护理理念,如整体护理、以患者为中心的护理等,强调护理工作的全面性和个性化。

4)强调跨学科合作与整合护理,与其他学科合作,如心理学、营养学、信息学等,整合各方面的资源,为患者提供全方位的护理服务。

(四)护理质量与安全知识

1)护理安全与风险管理知识培训:介绍护理安全的概念、护理风险评估与识别的方法,以及护理风险管理的应对策略和措施,确保患者安全。

2)护理不良事件的处理与报告:培训学生如何正确处理、报告护理不良事件,包括事件的识别、报告流程、原因分析以及改进措施。

3)法律法规:使学生了解相关的法律法规,如《护士条例》《中华人民共和国民法典》《医疗质量管理办法》《中华人民共和国传染病防治法》《医疗废物管理条例》《医院感染管理办法》《医疗机构临床用血管理办法》等。确保在护理工作中遵守法律、尊重患者权益。

4)护理工作相关规章制度培训:介绍护理工作的基本规章制度、护理核心制度,如患者出入院管理制度、查对制度、分级护理制度、医嘱执行制度、交接班制度、危重症患者护理管理制度、危急值报告及处置制度、病历书写制度、药品管理制度、医院感染管理制度、职业防护制度等。确保护士对规章制度有清晰的认识和理解。

5)护理质量标准与评估:介绍护理质量的评估标准和方法,

强调护理质量持续改进的重要性，介绍持续改进的方法和工具，促进护理质量不断提升。

（五）护理相关政策规划

1）国家对护理专业的长期规划：让学生了解国家对护理专业的长期规划，包括发展目标、战略布局和重点任务，使学生知晓国家护理事业的发展方向和重点。强调护士在临床实践中应将国家政策与实际操作相结合，确保护理工作的合规性和有效性。

2）国家对护理的具体要求：让学生了解国家对护士的职业素质、专业技能和服务质量等方面的具体要求，包括护理操作规范、患者安全、护理质量管理等，以确保护士在实践中能够符合国家标准。

3）护理行业发展趋势与机遇：分析护理行业的发展趋势和潜在机遇，包括技术创新、服务模式变革等方面，帮助学生了解护理行业的发展动态，提升职业竞争力。

（六）医保政策

1）医保政策基础知识：向学生介绍医保政策的基本概念、原则和运作机制，确保他们对医保体系有清晰的认识。

2）医保政策与护理工作的关系：让学生掌握在医保政策指导下的护理操作规范，确保护理行为符合医保政策要求，避免违规行为。

3）医保政策的变化与更新：介绍医保政策的变化趋势和最新动态，帮助学生及时了解并适应政策调整。

二、临床实践技能培训

（一）临床操作技能

1）基础技能与专科技能：通过模拟操作、现场示范和临床实践操作等使学生掌握临床护理基本操作技能、专科的各项操作技能。

2）护理操作规范与流程：要求学生按照规范的护理操作流程工作，如《临床护理实践指南》《静脉输液操作技术规范》《护理分级》《临床输血操作技术规范》等，确保护理工作的准确性和高效性。

（二）临床思维能力

培养学生在临床护理中运用其具备的临床护理知识、护理技能等，根据患者的病情变化做出正确的护理判断和采取应对措施的能力，使其拥有独立思考和快速决策的能力。

（三）护理工作组织与管理能力

培养责任制整体护理所需的专业照顾、病情观察、协助治疗、心理护理、健康教育、康复指导等护理服务能力。

（四）沟通与协作能力

其一，护患沟通技巧培训。使学生学习如何与患者建立良好的沟通关系，掌握有效的沟通技巧，提高患者的满意度和信任度。其二，团队协作能力培训。使学生了解团队协作的重要性，学习如何与医生、其他护士和医疗团队成员有效协作，共同为患者提供优质的护理服务。

三、护理职业态度培训

（一）诚实守信

诚实守信是医学职业精神的本质特性，包括：①坚持医学科学精神，诚信对待学业和专业，推崇理性，严谨求实，扎实掌握专业知识和技术，抵制学术造假，规范护理行为，不断提高慎独修养。②恪守把患者利益放在首位的专业标准，以真诚、诚实和守信的态度对待患者，切实保障患者权益不受侵犯，信守承诺，认真履行患者的知情同意和为患者保密及保护患者隐私的专业责任。

（二）仁心仁爱

自觉履行维护患者生命尊严和生命质量的神圣职责，尊重患者的自主性，充分了解患者及家属的意愿，关注他们的情感体验，以良好的护理行为和工作质量体现对患者的生命状态、生命体验和生命质量的整体关怀。

（三）敬业精业

敬业精业体现的是职业精神中的职业态度和职业准则，是成为一名符合社会需求的执业护士的基本要求。要教育学生认识到选择护士这个职业，就是选择了担负维护社会成员生命健康和安全的神圣职责，就是选择了终生学习和奉献；要热爱自己的工作岗位，勤奋努力，谨慎认真，善于合作和尽职尽责；要担负起不断提高护理质量的责任，刻苦钻研，勇于创新，不断提高专业水平，掌握精湛的护理技术，始终为患者提供优质和安全的护理服务。

四、临床思政教学

（一）临床思政教学的重要性与必要性

1. 立德树人——教育的根本目的

在当前高等教育体系中，立德树人是教育的根本任务。传统的思政教育作为一门独立课程，往往与专业学科分离，导致其难以充分发挥教育效果。通过将思政元素融入专业课程，实现显性教育与隐性教育的融合。临床护理教学中的课程思政探索，通过顶层设计、构建专业课程思政体系、提升临床专业教师的思政能力、建设课程思政资源库、改革教学模式和建立评价机制，使医学生树立"爱党爱国爱人民、仁心仁术争上游"的目标，体现专业课程思政建设的特色化。

2. 健康中国——国家战略和医学教育专业使命

健康中国战略的实施,对医学教育提出了更高的要求。医学教育不仅要传授学生专业知识和技能,还要培养他们的社会责任感和职业道德。通过将思政元素融入临床教学,使学生在掌握临床技能的同时,逐步树立正确的世界观、人生观和价值观,为实现健康中国这一目标贡献力量。

3. 临床教学思政教育的重要性

临床教学是将理论知识应用于实际情景的过程。临床教学不仅是提升学生实践技能的重要手段,更是培养学生解决实际问题能力和责任感的关键环节。将思政元素融入临床教学,可以激发学生的内在教育需求,提升他们的自主性和创新性,构建和谐医患关系。

(二) 临床思政教学的现状

1. 带教老师的课程思政意识和能力亟待提高

带教老师通常更注重专业知识和技术的传授,忽视政治理论学习和政治素养的培养,不善于对学生进行思想政治品德方面的教育。因此,提高带教老师的课程思政意识和能力,是实现课程思政教育目标的重要前提。

2. 专业思政目标梳理不够,缺少系统的思政课程框架

目前临床护理教学培养方案中,专业思政目标梳理不够,缺少系统的思政课程框架。医院临床护理教学以临床实践技能为主,考核偏重于专业知识和实践技能,忽视了思想政治、心理和医德医风的考核。

3. 课程思政素材供给不足,缺少有专业针对性的思政元素的支撑

现有的专业教学资源库中,支撑知识和技能目标的素材较多,而支撑思政目标的素材相对较少。部分教师对学生所需的价值追求、职业精神缺乏深刻体会,难以有效挖掘和运用思政素材。

4. 课程思政教学效果不佳，缺乏教学方法创新

许多带教老师尝试融入思政课程，但效果不明显。思政课程需要创新的教学方法和融入技巧，以增强教学效果，使思政教育深入学生心中。

5. 课程思政评价维度不全，缺乏客观量化和主观效果评价的依据

当前的课程评价体系侧重于专业知识和技能的考核，对学生的价值观和思想道德难以量化评价。应建立细化的评价标准，将总体目标与阶段目标紧密结合，提高评价的操作性和全面性。

6. 学生和带教老师对思政建设的认识不足

临床实践教学繁忙，学生和带教老师难以顾及思政教育，导致思政教育知识的缺乏。需要加强对学生和带教老师的思政教育，提高他们对思政建设的认识。

7. 临床实践教学中的课程思政研究较少

现有课程思政研究主要集中在理论课程和校内教学，临床实践教学中的课程思政研究相对不足。应加强对临床实践教学阶段的课程思政研究，探索有效的思政教育方法。

（三）临床思政教学的实践

1. 将课程思政目标与专业人才培养目标相融合

临床实践课程思政建设目标必须与社会主义核心价值观相匹配、相融合。既要继承和发扬祖国医学优良传统文化，又要培养学生的社会责任感和职业担当精神，使其具有道德追求和理想抱负。要将思政元素有目的地融入专业课程教育实践中，让学生树立"爱党爱国爱人民、仁心仁术争上游"的理想信念，最终能够成为国家需要、胜任并能开拓创新工作的人才。

2. 采取有效措施提高带教老师课程思政能力和水平，实现实践技能融合

在带教老师中加强课程思政能力培养，提高课程思政教学水

平，积极推进专业课程思政建设。要组织思政课教师与带教老师、老教师与年轻教师等学习、交流、实践，定期集体备课，对专业课程知识点及融入思政元素进行研讨、提炼、建库、应用、反思，统一思想，消除分歧和异议，避免重复和随意。抽选骨干专业教师外出培训，使其学习新观点、新思路，掌握新方法、新技术，提高见识，锻炼能力，推进工作。解决了思想和技术水平问题，才能充分激发专业教师开动脑筋，积极主动开展专业课程思政建设，做出特色的专业思政课程。

3. 打好基础，分门别类，共建共享专业课程思政资源库，做好资源融合

不同专业的专兼职教师，对课程思政资源的认识、理解和把握不一样，因此必须在整体上提高教师课程思政教育教学水平和能力。个人先根据各章节顺序挖掘思政资源，再集中交流，统一整理成课程思政资源库。建设课程思政资源库要做到每个章节都有思政资源，每个重要知识点都有思政资源融合。各门学科、课程、章节之间的思政元素还要避免重复、滥用。注重开发临床思政课外辅导学习资源。

4. 顶层设计，将专业特色课程思政体系与人才培养体系融合

在人才培养体系中，要全方位地构建临床思政体系。公共基础课、专业基础课、专业核心课、专业拓展课均围绕专业思政主要目标，整合课程思政资源库的资源，提炼专业层面下各课程的思政主题。公共基础课包含大量的思政课程，公共基础课的思政主题是"端正三观""四个坚持""四个自信"，体现价值追求。专业基础课的思政主题是"实事求是，求真务实，开拓创新"，体现科学探索精神。专业核心课程的思政主题是"大医精诚、精益求精、追求卓越"，培养职业素养，倡导"工匠精神""争先创优"。专业拓展课的思政主题是"救死扶伤、甘于奉献、大爱无

疆",体现人文情怀、仁爱之光。

5. 探索专业课程思政教学新模式,使内容与方式融合

专业课程思政教学不是"另开炉灶搞单干",而是将思政元素融入专业教学中,以不同方式方法呈现,达到"画龙点睛、潜移默化"的隐性教育目的。方式多样,内容不同。一般采用课前预习的思政案例导入、课程讲授中融入、课后讨论以及过程性考核融入等方式。目的在于提高学生兴趣,增强职业认同感和自豪感,加深对社会主义先进制度的认识,提升自豪感。

6. 构建专业层面的课程思政评价考核体系,使过程评价与效果评价相融合

构建专业层面的课程思政评价考核体系,涉及教师的聘用、考核、晋升、奖惩等,以持续增强全体带教老师课程思政意识,不断提高教育教学水平。考核评价体系包括标准、流程、激励措施等。对教师进行考核评价时要注重思政案例与专业知识融合的适宜评价标准的科学制定。根据学生对课程思政内容的理解、掌握甚至应用程度,引导学生学习并运用思政资源,提升医学职业素养。

(四)临床课程思政方式推荐

1)专题讲座和研讨会:定期邀请思想政治教育专家举办专题讲座和研讨会,使学生了解国家政策、社会热点问题以及医学领域的伦理道德问题,通过互动讨论深化学生对思政课程的认识和理解。

2)经典案例分析:结合临床实际,选取典型案例进行分析,帮助学生认识医患关系中的伦理道德问题,通过具体案例引导学生思考和讨论,提升其职业素养和道德水平。

3)情景模拟教学:通过构建虚拟临床情景,让学生扮演医生、护士和患者等角色,在模拟中体验和处理各种复杂的临床问题,培养其人文关怀和职业道德。

4）社会实践活动：组织学生参与社区义诊、健康宣教等社会实践活动，通过服务社会、服务群众的实际行动，将思政教育与专业实践相结合，增强学生的社会责任感和奉献精神。

5）电影和文学作品赏析：选取与医学伦理、人文关怀相关的电影和文学作品，组织学生观赏和讨论。通过艺术作品的感染力，引发学生对职业道德和人文关怀的深刻思考。

（五）临床思政教学的创新

1. 通过PBL教学实现课程思政

PBL（problem-based learning，基于问题的学习）教学是一种以学生为中心的教学模式，通过提出问题，引导学生自主学习和合作探究。在临床教学中，采用PBL教学可以有效融入课程思政。

1）选择思政元素丰富的临床案例：在PBL教学中，选取具有思政教育意义的临床案例，设置相关问题，引导学生在解决临床问题的同时，思考其中的伦理道德和社会责任问题。

2）小组讨论与合作学习：通过小组讨论，学生相互交流和启发，深化对临床案例中思政元素的理解。教师在引导过程中注意启发学生从多角度思考，培养其批判性思维和人文关怀。

3）反馈与总结：在PBL教学结束后，教师进行总结和反馈，强调案例中的思政教育意义，引导学生反思自己的学习过程和收获，巩固思政教育效果。

2. 通过叙事医学教学实现课程思政

叙事医学是通过讲述和倾听患者故事，增强医患沟通和共情的一种教学方法。在临床教学中，采用叙事医学可以有效融入课程思政。

1）收集和分享患者故事：教师鼓励学生在临床实践中收集患者故事，分享给同学，通过真实的患者故事，增强学生对患者的理解和共情。

2）反思与讨论：学生在倾听患者故事后，进行反思和讨论，思考如何在临床实践中更好地尊重和关怀患者，培养其职业道德和人文关怀。

3）写作和表达：鼓励学生通过写作的方式，记录和表达自己的感受和思考，提高其人文素养和表达能力。

3. 通过情景演练实现课程思政

情景演练是一种通过模拟真实临床情景，让学生在实践中学习和体验的教学方法。在临床教学中，采用情景演练可以有效融入课程思政。

1）设计具有思政教育意义的情景案例：在情景演练中，设计包含伦理道德、人文关怀等思政元素的案例，让学生在模拟中处理这些问题，培养其职业素养和社会责任感。

2）角色扮演与体验：学生通过角色扮演，体验医生、护士和患者等不同角色的感受和需求，增强其对医患关系的理解和共情。

3）情景反馈与讨论：在情景演练结束后，教师和学生进行反馈和讨论，总结演练中的经验和教训，深化对思政教育意义的认识。

通过这些方式和路径选择，可以在临床教学中有效融入课程思政，提高学生的思想政治素养和职业道德水平，为培养合格的医学人才打下坚实的基础。

临床教学课程思政是实现立德树人目标的重要途径。通过将思政教育融入专业课程，培养学生的职业道德和社会责任感，促进他们的全面发展。临床思政教学的实践，需要创新理念、顶层设计、系统推进。通过多元化的教学方法、全方位的课程设计、优化的评价机制和资源共享平台，临床教学思政课程必将取得显著成效，为培养高素质的医学人才，推动健康中国建设做出重要贡献。

第二章　医院临床护理教学组织形式

第一节　临床带教制

一、临床带教制的概念

临床实践教学任务清单（以NICU规培护士带教为例）

一名学生在一定时期内固定跟随一位带教老师进行临床护理工作的形式称为临床带教制（preceptorial model）。在这种教学模式中，带教老师对学生提供个体化的指导，促进其专业角色的习得。临床带教制是临床教学中历史最悠久、最普遍的教学方法。这种教学模式充分体现了"以教师为主导，以学生为主体"的教学理念，是一种行之有效的教学方法。

在临床带教制中，学生全程跟随带教老师一起工作。一方面，带教老师要按带教计划，根据学生的具体情况，安排其动手实践，并及时反馈。除专业带教外，带教老师还要关心学生的思想、心理和生活等方面的情况，与学生建立和谐的教学关系。另一方面，学生可全面观察、学习带教老师从事临床护理工作的全部内容和方式，包括各种护理操作、对患者的护理、对病房的管理、与各类人员的沟通等。学生可就观察过程中产生的问题向带教老师提问，获得解答。

二、临床带教制的特点

临床带教制本质上是一种床旁教学方法，它强调在临床实践中进行教学，使学生能够在真实的临床环境中学习和掌握知识、技能，形成职业态度。以下是临床带教制的特点。

（一）教学过程循序渐进

临床带教制的主要特点是"一看二练三放手"。这一特点强调了在教学过程中循序渐进和逐步放手。具体来说：首先让学生观看带教老师的操作，通过观察来学习基本技能和流程；接着在带教老师的指导下进行实践，逐步掌握技能；最后在带教老师的监督下，学生可以独立操作，实现技能的自主运用。这种教学方式有助于学生逐步建立信心，提高技能水平。

（二）教学相长

临床带教制不仅注重学生的学习，也强调带教老师的成长。通过带教，带教老师可以提升自身的知识水平和技能，发挥自身价值，感受到被需要和受尊敬，从而增加工作的满意度。同时，带教老师与学生之间的互动也有助于改善师生人际关系，形成积极的教学氛围。

（三）注重个体差异

每个学生的基础、能力和兴趣存在差异。临床带教制注重因材施教，根据学生的实际情况进行有针对性的指导。带教老师会关注学生的学习进展和反馈，及时调整教学方法和内容，确保每个学生都能得到适合自己的教学。

（四）强调安全与质量

在临床带教过程中，带教老师会严格遵循医疗安全和质量原则，确保学生在实践操作中的安全。同时，带教老师也会注重培养学生的质量意识，让学生了解医疗质量和患者安全的重要性，使其在今后的工作中能够始终坚守这一原则。

（五）教学的灵活性

教学的时间和地点由临床实践决定，可以是在床旁查看患者，也可以是回到护士站一起翻阅病历。临床教学不同于课堂讲座或固定案例的讨论课程，它本身并不拘泥于形式，带教老师的一句话、一个动作，甚至一个表情都可以产生教学效果。

（六）教学的计划性

虽然床旁教学具有灵活性和随机性，但仍具有较强的计划性。为了确保教学的连续性和系统性，带教老师需要制订详细的教学计划和安排，这可以帮助学生提前了解教学内容和时间安排，做好学习准备。同时，教学计划也有助于带教老师更好地组织和管理教学工作。在临床带教制中，学生全程跟随带教老师一起工作。一方面，带教老师要按带教计划和目标，根据学生的具体情况，安排其动手实践和管理患者。另一方面，学生根据带教老师安排的学习任务和临床护理工作任务，全面观察、学习带教老师临床护理工作的全部内容和方式，包括各种护理操作、对患者的护理、对病房的管理、与各类人员的沟通等。

（七）定期评估和反馈

带教老师定期对学生进行评估和反馈，及时发现学生的问题和不足之处，并给予相应的指导和帮助。

三、临床带教制的教学时机

临床带教制作为一种床旁教学方法，教学时机对于学生的学习效果和护理质量的提升具有关键性的影响。教学时机的选择应根据学生的准备情况、临床实际情况以及带教老师的教学计划来综合考虑。

（一）学生进入临床初期

学生刚开始接触临床环境时，往往对实际操作和临床护理流程感到陌生。因此，带教老师在学生进入临床初期应进行基础操作和流程的教学，帮助学生快速适应临床环境。

（二）临床护理操作的关键时刻

在临床实践中，有些护理操作是关键的，如危重患者的抢救、特殊药物的注射等。在这些关键时刻，带教老师应亲自示范，确保学生掌握正确的操作方法，并能够在实践中独立应用。

（三）学生遇到难题或困惑时

学生在临床工作、学习过程中难免会遇到一些难题或困惑，如患者不合作、突发情况等。在这些时刻，带教老师应及时介入，为学生提供指导和建议，帮助学生解决问题。

（四）临床护理工作的空闲时段

虽然临床护理工作通常都很繁忙，但总会有一些相对空闲的时段。在这些时段，带教老师可以有效利用时间为学生进行理论教学或案例分析，帮助学生巩固理论知识，提高临床分析能力。

（五）临床实践中出现典型病例时

当临床实践中出现典型病例时，带教老师可以利用这一时机进行现场教学。通过对实际病例的分析和讨论，帮助学生将理论知识与临床实践相结合，加深对疾病的认识和理解。

综上所述，临床带教制中带教老师教学的时机选择应根据学生的实际情况、临床需求和教学内容来确定。通过合理选择教学时机，带教老师可以提高教学效果，帮助学生更好地掌握临床知识和技能。

四、临床带教制的教学场景及教学建议

在临床带教制中，带教老师不仅要在特定的教学场合中发挥指导作用，而且应充分利用日常工作中的各个环节，如接诊患者、各班次工作、交接班、巡视、检查、操作、手术前后以及患者出院等，对学生进行实时的指导和教学。以下是实施教学的具体建议。

（一）接诊患者时的教学

1) 病例分析与讨论：在接诊患者时，带教老师可以引导学生分析患者的病史、症状和体征，讨论可能的护理问题和干预措

施，帮助学生建立初步的护理计划。

2）护患沟通技巧教学：带教老师可以示范并教授学生如何与患者建立信任关系，有效沟通，了解患者的需求和期望，从而提供个性化的护理服务。

3）人文关怀理念教学：除了医学知识和技能的传授外，带教老师还应注重培养学生的人文关怀理念。让学生意识到医学不仅是一门科学，更是一门艺术，需要关注患者的身心需求和心理感受。

（二）各班次工作时的教学

1）工作流程与职责教学：在不同班次工作中，带教老师应向学生介绍工作流程、岗位职责和协作要求，确保学生能够迅速融入团队，高效完成工作任务。

2）紧急情况处理教学：在遇到紧急情况时，带教老师应迅速做出反应，同时教导学生如何应对和处理，培养学生的应急能力和临床思维。

（三）交接班时的教学

1）交接班要点的教学：护士交接班是护理工作中非常重要的环节。带教老师应指导学生做好环境、药品、物品、医嘱执行情况、重点患者等的交接，从而有效保障患者安全，这也有助于学生护理服务质量的提高。

2）病例汇报与讨论：在交接班时，带教老师应要求学生汇报患者的病情变化、处理措施和下一步计划，引导学生共同讨论和解决护理问题。

（四）巡视患者时的教学

1）病情观察：在巡视病房时，带教老师应引导学生观察患者的病情变化、生命体征和治疗效果，培养学生的临床观察能力和判断力。

2）护理措施执行与指导：带教老师应检查学生执行护理措

施的情况，及时纠正错误和不足，并教授正确的操作方法和技巧，确保患者得到高质量的护理服务。

3) 护理记录教学：带教老师应检查学生的护理记录，指出其中的错误和不足，并教授正确的记录方法和技巧，确保患者的护理过程得到准确、完整的记录。

（五）对患者进行体格检查时的教学

1) 检查流程与技巧培训：在进行各种检查时，带教老师应向学生介绍检查流程、注意事项和技巧方法，帮助学生掌握正确的检查方法和结果解读方法。

2) 检查结果与护理计划调整：根据检查结果，带教老师应引导学生分析患者的病情变化和护理需求变化，调整护理计划，确保护理工作及时调整和优化。

（六）实施护理操作时的教学

1) 操作技能培训：在操作过程中，带教老师应亲自示范正确的操作方法，要求学生观察并模仿，同时提供必要的指导和帮助，确保学生掌握正确的操作技能。

2) 安全意识与风险防范：在操作教学中，带教老师应强调安全意识，教授学生如何识别和防范潜在的风险和并发症，确保患者的安全得到有效保障。

（七）手术前后的教学

1) 术前准备与心理辅导：术前，带教老师应向学生介绍术前准备工作的内容和要求，同时进行心理辅导，帮助患者缓解紧张情绪，做好手术准备。

2) 术后护理与康复指导：术后，带教老师应教授学生如何观察患者的生命体征、伤口情况、引流情况和康复进展，提供必要的护理和康复指导，促进患者康复。

（八）患者出院时的教学

1) 出院指导与健康教育：在患者出院时，带教老师应教授如何向患者和家属提供出院指导和健康教育，包括饮食、运动、用药等方面的建议和指导，帮助患者更好地管理自己的健康。

2）护理总结与反馈：在患者出院时，带教老师应与学生一起总结护理过程中的经验和教训，提供反馈和建议，帮助学生不断提高自己的护理水平。

五、常用的教学方法

临床带教制是培养具备专业知识和技能的新一代护理人才的重要教学形式。带教老师扮演关键角色，需要运用各种教学方法来确保学生的学习效果。以下是几种常用的教学方法。

（一）演示法

1. 概念

演示法是指带教老师配合讲解，通过给学生展示实物、直观教具、示范性实验或示范性操作，使学生获得知识的方法，多用于护理技术操作培训、设施设备使用培训。根据演示教具类型，其可分为4类：①实验及实际操作的演示；②实物、标本、模型的演示；③图片、照片和图表的演示；④幻灯片、录像、录音、教学影像的演示。

2. 作用特点

演示法形象、具体、直接和真实，是一种直观教学法。演示法的突出作用是使学生获得直观、典型的感性认识，有助于学生理解书本上的概念、原理和规律，培养学生的观察力，激发学生的学习兴趣。

3. 注意事项

1）精心选择演示教具，突显所教内容的主要特征：演示前应根据教学内容精心选择合适的直观教具并检查各种教具的功能状态。如果是示范性实验，则要预先进行实验设计和操作，保证操作示范的准确性。演示要为教学目的服务，必须适合教学内容要求。

2) 演示前，要让学生明确观察的目的和要求：让学生带着任务去观察，引导学生将注意力集中到观察演示对象的主要特征、重要方面或事物的发展过程上。

3) 演示时，让学生都清楚地感知演示对象：根据教具形状、大小及示范操作手法等，组织演示教学，若有需要，可分组教学或由带教老师移动位置等，以保证学生均能观察到带教老师的示范。同时，针对不同的教学内容和教学要求，尽可能地让学生运用人体的各种感官去充分感知演示对象。

4) 演示应与讲解、提问密切结合：可以边讲解边演示，对操作过程的注意事项和可能出现的错误进行说明，并以提问的形式引导学生边观察边思考，使演示的事物与书本知识密切结合，让学生在获得感性知识的同时，加深对相关概念和原理的理解。

（二）读书指导法

1. 概念

带教老师指导学生通过阅读教科书、参考书、文献资料等获取知识，这是培养学生的自学习惯和能力的方法。

2. 作用特点

读书指导法可以培养学生自学能力，使其形成读书和独立思考的习惯。教学生学会阅读是读书指导法的关键和核心。在当代科学技术迅速发展、新知识不断出现的形势下，培养学生的独立阅读能力具有重要意义。读书指导法还可弥补带教老师讲解的不足。读书指导法常受学生以往经验、知识水平和认识方法的影响，因此不同个体间学习效果差异较大。

3. 注意事项

1) 让学生明确阅读的目的、要求，给出问题：当学生带着问题去阅读时，目的性明显比随意阅读要强，可以提高阅读效率。问题应围绕教学的重点、难点和关键点，侧重对基本概念和基本理论的理解。

2) 指导学生学会使用工具书和参考资料：带教老师可以列出参考书目或指定查阅参考资料范围。参考书应注意适合学生的理解水平，与学习内容密切相关，同时又能够扩大学生的知识面。选择范围应适当宽些，体裁应多种多样，以拓展学生的视野。

3) 教会学生科学高效的读书方法：带教老师要指导学生根据阅读内容与阅读目的选择适宜的读书方法。通常有两种读书方法：一是泛读，即快速浏览，是为了迅速了解阅读材料的中心思想，或是为了寻找某种资料的阅读方法；二是精读，即围绕一个中心系统阅读，要对内容系统地学习，反复领会，以求融会贯通。带教老师也可指导学生根据学习需要将泛读与精读进行不同组合。

4) 指导学生写好读书笔记：读书笔记常用的形式有摘录、提纲、概要。①摘录：抄写书中精妙的词句、主要事实的论述以及结论等；②提纲：是对书的主要内容和中心思想的基本概括；③概要：用自己的话组织阅读内容及其反映的思想。带教老师应指导学生学会做记号、写批注或边阅读边做摘录、提要等，以利于学生保存资料，使知识在头脑中系统化，同时培养学生的书面表达能力。

5) 协助学生制订和完成阅读计划：带教老师应组织学生定期举行读书报告会和座谈会，交流读书的心得体会，相互启发，并帮助学生解决疑难问题，进一步巩固和扩大读书效果。

（三）自学指导法

1. 概念

自学指导法（guided self-study method）是指学生在带教老师指导下通过自学掌握知识、培养自学能力和习惯的一种教学方法。

2. 作用特点

自学指导法的核心是将以教师教授为主变为以学生自学为主，将以教师为中心变为以学生为中心。该法赋予学生较大的学习自主性，学生可以根据自己的学习需求进行个性化学习；可培养学生独立观察和解决问题的能力；有利于学生知识体系的内化形成；对学生自学能力的培养有较大的促进作用。

3. 基本应用过程

基本应用过程包括提示、自学、解疑。①提示：带教老师告知学生自学目的与任务，激发学生学习的积极性；②自学：学生通过自主学习，反复练习，掌握重点，发现难点；③解疑：由学生提出问题，通过练习与相互讨论或带教老师辅导答疑。

（四）标准化患者教学

1. 定义

标准化患者（standardized patient，SP）教学是一种在医学教育中广泛采用的新型教学模式，其通过复制真实的临床场景，帮助学生和医务人员提升临床技能和沟通能力。标准化患者是指经过标准化和系统化培训后，能够恒定、逼真表现患者实际临床问题的正常人或患者。他们不仅扮演患者的角色，还充当评价者和教学指导者，参与对学生的评估、考核和教学指导。

2. 特点与优势

1）真实性：标准化患者能够模拟真实的患者情况，包括病情、症状、体征等，为学生提供接近真实的临床学习环境。

2）互动性：在教学过程中，学生可以与标准化患者互动，进行病史询问、体格检查等操作，从而提高学生的临床思维能力和沟通能力。

3）可重复性：标准化患者可以多次重复扮演同一病种或不同病种的患者，为学生提供多次实践机会，帮助他们熟练掌握临床技能。

4）客观性：标准化患者作为评价者，可以对学生的表现进行客观评价，提供准确的反馈和指导，帮助学生改进不足之处。

5）安全性：使用标准化患者进行教学可以避免真实患者可能带来的风险和不确定性，保障患者的安全和隐私。

3. 实施步骤

1）选择标准化患者：选择具有一定文化程度、良好记忆力、表达能力和表演能力的健康人或患者作为标准化患者。他们应愿意为医学教育事业做出贡献，并接受相应的培训。

2）培训标准化患者：对选定的标准化患者进行培训，包括了解疾病知识、熟悉剧本内容、掌握表演技巧等。培训结束后进行考核，确保他们具备扮演患者和充当评价者的能力。

3）制订教学计划和剧本：根据教学目标和教学内容制订详细的教学计划和剧本。剧本应包括病情描述、症状表现、体格检查结果等内容，以指导标准化患者和学生的教学活动。

4）实施教学：在教学过程中，标准化患者按照剧本要求扮演患者角色，接受学生的询问和检查。学生根据患者的病情和表现进行病史询问、体格检查等操作，并根据教学计划和剧本的要求进行诊断和治疗。同时，标准化患者也可以对学生的表现进行评价和反馈。

5）总结与反思：教学结束后进行总结和反思。带教老师和学生共同讨论教学过程中的优点和不足，并提出改进意见和建议。通过总结与反思不断提高教学效果和教学质量。

4. 应用领域

标准化患者教学在医学教育中广泛应用，包括但不限于以下几个方面。

1）临床技能教学：通过模拟真实的临床场景帮助学生掌握临床技能，如病史询问、体格检查等。

2）医患沟通教学：通过模拟医患沟通情境培养学生的沟通

技巧和沟通能力，如有效地与患者沟通、解释病情等。

3）临床思维教学：通过模拟真实病例帮助学生培养临床思维能力，如根据患者的病情和表现进行诊断和治疗决策等。

4）教学评估和考核：作为评价者和教学指导者参与对学生的评估和考核工作，提供客观准确的评估和指导。

5. 前景

随着医学教育改革的不断深入和医学技术的不断发展，标准化患者教学在医学教育中的应用前景将更加广阔。未来可以预见标准化患者教学将在以下几个方面得到进一步的发展。

1）标准化和规范化：制定更加统一和规范的标准化患者培训标准和教学规范，以确保教学质量和效果的一致性。

2）技术创新与应用：利用现代信息技术如虚拟现实技术、人工智能等提高标准化患者教学的互动性和真实性，为学生提供更加真实的临床学习环境。

3）国际交流与合作：加强与国际医学教育界的交流与合作，引进先进的标准化患者教学理念和技术，推动我国医学教育事业的国际化发展。

（五）客观结构化临床考试

1. 定义与特点

1）定义：客观结构化临床考试（objective structured clinical examination，OSCE）是一种通过模拟临床场景来评估学生临床能力的考核方法。它结合了知识、技能和态度的评估，旨在全面评估学生的综合应用知识能力和职业素质。

2）特点。

（1）客观性：OSCE通过标准化的考试流程和评分标准，减少了主观性，提高了评估的客观性。

（2）有序性：OSCE的考试流程和组织形式都是有序的，确保每个考生的考核内容和标准相同。

（3）组织性：OSCE 提供了一种组织化的考核框架，便于医学院、医院等教育机构根据自己的教学大纲和考试大纲加入相应的考核内容和方法。

2. 基本内容

OSCE 的基本内容包括一系列事先设计的考站，每个考站测试考生的一种临床能力。考站分为长站和短站，时间从 5 分钟到 20 分钟不等。考试内容涵盖标准化患者模拟、在医学模拟人上的实际操作、临床资料的采集、文件检索等。

3. 组织形式

1）考站设置：所有考生都要通过相同的考站，每个考站着重测试考生的一种临床能力。

2）考试内容：在一些考站，考生需要进行实际操作，如体格检查、技能操作等；在其他考站，考生可能通过笔试形式回答问题，这些问题可能与前面考站检查过的标准化患者有关或与同一考站的患者问题处理、患者的各项辅助检查有关。

3）评分方式：每个操作性考站都有一位主考人，其使用预先设计的检核表格给考生打分。评分标准明确、客观和具体。

4）实施步骤：OSCE 的实施步骤包括确定考试目标、设计考试场景、制定考卷、安排考试场地、培训主考人和演员、准备考试材料、考前布置、进行考试、考试记录、考后总结等。通过合理的策划、准备和实施，可以有效地评估学生的临床技能和知识水平。

4. 适用范围与管理

1）适用范围：用于评估各个学习阶段学生的临床能力，包括毕业后教育临床能力的评估。特别适用于目标参照性考试，以确定学生是否达到标准，如执业医师资格考试。

2）管理：与传统的临床能力评估手段相比，OSCE 在确定评估内容和评估标准等方面有许多优点。同时，OSCE 的考核标准是统一的，对于考生临床技能的评估具有广泛连续性。

5. 前景

OSCE 在国内外医学教育中得到了广泛应用，并逐渐被护理教育等领域所采纳。随着医学教育改革的不断深入和医学技术的不断发展，OSCE 的应用前景将更加广阔。未来，OSCE 有望在医学教育和临床培训中发挥更加重要的作用，为培养高素质医学人才提供有力支持。

（六）床旁教学法

1. 定义

床旁教学法是一种医学教育模式，它将课堂学习与临床实践紧密结合，通过床旁实际病例的讲解和示范，帮助学生掌握临床护理知识和技能。

2. 意义

1）提高临床技能：床旁教学法使学生有机会直接参与患者的护理过程，通过实践锻炼提高自己的临床技能。

2）培养职业素养：床旁教学法不仅教授护理知识，还注重培养学生的医德医风和职业素养，使其能够更好地与患者及家属沟通，建立良好的护患关系。

3）加深理论知识理解：通过与患者的直接接触，学生能够更好地理解疾病的发生、发展和转归，从而加深对理论知识的理解和记忆。

3. 实施步骤

1）明确教学目标：根据教学大纲和实习要求，明确床旁教学法的教学目标，包括知识、技能和态度等方面。

2）制订教学计划：根据教学目标，制订详细的教学计划，包括教学内容、教学方法、教学资源、教学时间等方面的安排。

3）选择合适的患者：选择具有代表性、典型性的患者，确保学生能够接触到各种疾病类型和不同病情的患者。同时，应尊重患者的意愿和隐私权，确保患者同意接受床旁教学。

4）组织实施教学。

（1）**课前准备**：带教老师和学生应提前熟悉患者的病情和病史，准备相关的教学资料和器材。

（2）**床旁讲解**：带教老师带领学生在床旁进行详细的讲解，包括疾病的病因、病理生理、临床表现、诊断和治疗等方面的内容。

（3）**学生实践**：在带教老师的指导下，学生进行体格检查、问诊、书写护理记录等实践活动，加深对理论知识的理解和应用。

5）评估教学效果与反馈：完成床旁教学后，学生进行自我评估和教师评价。教师根据学生的表现给予反馈，指出优点和不足，并提出改进意见。同时，根据学生的反馈，对床旁教学法进行调整和改进，提高教学效果。

4. 技巧与策略

1）有效沟通技巧：带教老师应与学生建立良好的信任关系，创造一个安全、开放的学习环境。在沟通过程中，带教老师应耐心倾听学生的问题和意见，理解他们的需求和困惑，并给予积极的反馈。同时，带教老师应用简洁明了的语言解释医学概念和操作步骤，避免使用过于专业的术语。

2）启发式教学：通过提问、讨论等方式引导学生思考，激发他们的学习兴趣和主动性。在情景模拟和角色扮演中，带教老师可以设置问题让学生思考并讨论解决方案，以培养学生的临床思维能力和解决问题能力。

3）个性化指导：针对学生的不同特点和需求，提供个性化的指导和帮助。对于基础较弱的学生，带教老师可以加强基础知识的讲解和示范；对于基础较好的学生，带教老师可以鼓励他们提出创新性观点和批判性思维。

六、学生常见的学习方法

(一) 经验学习法

1. 概念

经验学习法是指学生通过积极参与实践，从真实的患者或真正参加的事件中获得直接经验，其实质是"做"中学，而不是通过别人讲述或自己阅读来学习知识。在临床护理教学中，经验学习法是最基础、最广泛的教师教学方法和学生学习方法。学生在带教老师指导下担任责任护士全程管理患者，按照护理程序给患者提供整体护理，需相对独立决策、独立思考、独立操作，带教老师从旁协助和督导。

2. 作用

1) 学生直接从开展临床护理工作中获取知识，有利于学生情感、技能、知识达标，在反思学习过程中内化了服务理念，有助于态度主动达标。

2) 以学生为中心，强调学习的过程而非学习的结果。带教老师的教学方法不是以教授为主，而是重点帮助学生去分析他们的经验，协助学生从经验中再学习。

3) 有助于巩固理论知识：经验学习法注重在学习过程中的参与性，对促进理解知识和解决问题有直接的帮助。学生在"做"的过程中不仅可以学习到知识，还可以得到更多的反馈和积极的肯定，在学习中体会快乐和成就感。

4) 有助于提高运用知识和创新的能力：经验学习法强调知识是持续构成与再构成的改造过程，而不是独立实体的获得和传递过程。

5) 有助于锻炼沟通交流的能力：语言表达和沟通交流是护士职业能力的重要组成部分。在实践过程中，学生通过与患者沟通交流，不断调整语言表达方式和交流技巧，不仅学习了专业知识，还有助于锻炼沟通能力。

3. 运用的基本要求

学生在带教老师指导下担任责任护士全程管理患者，自主安排临床工作。带教老师从旁协助和督导，在学生不能处理事务时给予及时的帮助。

（二）反思学习法

1. 概念

反思学习法是学生在学习中不断地对自我和学习活动本身进行审视、分析、评价、反省、调控的过程。书写反思日记是反思学习法的基础。反思日记是将工作亲身经历、观察到的事物、实践中的体会和感受以日记的方式记录下来，对所学知识和所获得的经验进行反思。

2. 作用

1）反思是思维活动的核心：反思学习是一种以学习为中心的自主学习、自我监控和自我评估，这是学习者对自己的思维过程、思维结果进行再认识的检验过程。这种学习理念是现代倡导的重要学习理念，它强调以学生发展为本的培养目标。学习是经验的成长、是体验的建构、是对自己状态的超越，在这一过程中反思具有重要的作用。反思是思维活动的核心和动力，只有不断地反思，才能构建自己的知识网络。

2）反思可以提高记忆力：学生通过日记自主反思、合作交流，构建自身对所学知识的认知图式。及时反思，可以提高记忆能力，有利于将学过的新知识由短时记忆转化为长时记忆。学生在不断的反思中开展评价，并从多角度加以分析，在整理信息的过程中不断反思，将机械记忆转变为有意义的理解，从而提高概括能力。反思学习是一种依赖群体支持的个体活动，学生在临床学习过程中采用反思学习法，书写反思日记，参与反思讨论会，由带教老师指点，加深理解，使反思的效果更佳，提高实习效果。

3. 优点

1) 有助于带教老师了解学生的学习过程：学生在反思日记中记录自己护理操作的过程及发现问题、解决问题的过程，记录自己的理解及学习中的喜怒哀乐。通过日记，一方面，带教老师可以有针对性地帮助学生总结正确的学习方法；另一方面，学生在实习过程中的内心感受可以得到宣泄和关注，师生之间可以真诚而坦率地交流，在相互理解的基础上，共同努力追求更好的学习效果。

2) 有助于提高学生学习主动性：在反思日记中，学生通过自评发现自己存在的问题，自己进行调整。而且在反思日记交流中，经过师生的分析与讨论，还能使学生更真实、更深刻地了解自己学习上的优缺点，发现自己与其他同学在学习方法上的差异，从而确定自己努力的方向。鼓励学生表达情绪，用通俗易懂的自然语言描述行为过程、传达学习体验、倾诉学习烦恼，激发学习的主动性、积极性。

3) 有助于提高学生学习能力：学生大多停留在机械学习上，遇到问题时只看到孤立的、零散的一面，不能抽象概括出隐藏在背后的真正问题。学生通过反思日记自主反思各种形式的学习方法，回顾临床实践学习过程中的基础知识点、重点和难点，及时总结归纳，找出学习中的不足，理论结合临床实际，在带教老师的指导下，将方法应用于临床实践，在实践中不断总结、调整，形成良性循环，将机械的记忆转变为有意义的理解。这样，学生所学知识记忆的有效性更久，为以后的工作打下良好基础。

4. 反思日记书写规范

1) 书写内容：知识技能、过程方法、情感态度、问题反思等，可以选择1~2个重点进行反思。

2) 反思类型：①每月反思，包括每月收获与不足，自我审视学习心态、工作状态、职业看法、工作感受、内心体验等，设立下个月的奋斗目标。②日常反思，思考工作中遇到的临床案例，吸取经验教训，反思自我言行；总结护理工作中遇到的困惑或问题，提出改进意见或建议；思考护患、医护之间的沟通问题。

3）书写格式。

（1）主题：用于归纳笔记内容，写一些提纲挈领的内容，如关键字词、主要想法或问题等。

（2）内容：用于记录反思的主要内容，记录引起自己反思的事件、案例等。

（3）总结：反思的精髓步骤，用3~4句话书写经验体会及启发思考。

第二节　课堂教学

一、课堂教学的概念

课堂教学是指在课堂上进行的教学活动，通常由教师向学生传授知识、技能和价值观。课堂教学是教育体系中最为普遍和重要的一种形式，旨在为学生提供系统的知识和技能培训。在课堂教学中，教师通过讲解、演示、互动等方式，引导学生掌握知识、技能和思考方式，同时培养学生的创新精神和实践能力。教师是主导者，负责组织教学内容、设计教学方法和评估学生的学习效果。学生则需要积极参与课堂学习，认真听讲、思考、记忆和练习。

二、课堂教学的特点

在医院环境中进行护理课堂教学，其特点主要体现在以下几个方面。

1）紧密结合临床实际：与传统的教室教学不同，医院护理课堂教学直接在医院中进行，教学内容与临床实际紧密结合。带教老师可以随时引入真实的病例，让学生在学习理论知识的同时，深入了解临床中的护理。

2）学习与实践相结合：学生在课堂上学习的知识和技能可以立即在医院中实践。这种学习与实践的紧密结合，有助于学生更好地掌握护理技能，并培养其在实际工作中的应变能力。

3）综合性强：医院护理课堂教学涉及的知识面广，包括医学基础知识、护理技能、护理伦理等多个方面，需要学生综合运用所学知识来解决实际问题，因此综合性较强。

4）教学方法多样：医院护理课堂教学通常采用多种教学方法，如讲授、案例分析、实践操作等，以满足不同学生的学习需求并提高教学效果。

5）丰富的教学资源：医院作为一个大型的医疗机构，拥有丰富的教学资源，包括各种医疗设备、病例资料、护理实践场景等。这些资源为护理课堂教学提供了有力的支持，使学生能够在广阔的平台上学习和实践。

6）注重护理伦理和人文关怀：在医院环境中，护理课堂教学不仅关注学生的护理技能培养，还注重护理伦理和人文关怀的教育。通过与患者接触，学生能够更深入地理解护理工作的意义和价值，培养其对患者的同情心和责任感。

这些特点使得医院护理课堂教学更具针对性和实用性，有助于培养学生的护理实践能力和综合素质。

三、课堂教学的时机

医院护理课堂教学的时机对于学生的学习效果至关重要。以下是关于医院护理课堂教学时机的几点考虑。

1）医院护理课堂教学应紧密结合临床实际，当某个科室或病种有重要的临床知识点或操作技能需要教授时，就是实施课堂教学的合适时机。例如，当医院遇到某种罕见病例或典型病例时，可以组织相关的课堂教学，以便学生深入了解和学习。

2）学生的学习进度与需求也是决定课堂教学时机的重要因素。医院可以根据学生的实践安排和轮转计划，确定合适的时间段进行课堂教学。同时，医院也可以定期收集学生的反馈意见，了解他们在学习过程中的困惑和需求，然后针对性地安排课堂教学。

3）医院的教学资源和时间安排也是决定课堂教学时机的重要因素。医院需要确保有足够的师资力量和教学资源来支持课堂教学，同时也要考虑到医院的日常工作安排和患者需求。因此，医院可以在不影响正常工作和服务质量的前提下，合理安排课堂教学。

4）在学生刚入科室时，可以安排与该科室相关的护理课堂教学。这样可以使学生更好地适应科室的工作环境，学习和掌握与该科室相关的护理知识和技能。

5）考虑学生的学习需求与兴趣，可以在学生表现出对某一领域或技能有较高兴趣时，安排相关的课堂教学。这样可以激发学生的学习兴趣和动力，提高学习效果。

综上所述，通过合理选择教学时机，可以增强护理课堂教学的针对性和实用性，促进学生的学习和发展。

四、课堂教学的流程

授课教师在理论授课前需要进行充分的教学准备工作，以达到最佳的教学效果。授课教师提前准备并熟悉相关理论知识的讲解内容，设计和撰写教案，预先设计理论课程的难度和课程进度，以及准备授课需要的辅助教具。

(一)备课

备课(prepare lessons)是指教师在课前对授课内容进行准备,包括确定主题、教学计划、教学目标、授课时长及学生对象,与授课主题相关资料的采集准备,教案的撰写设计及具体讲稿或课件准备,学生名单、教学效果评价方案的准备等。

备课常采用单独备课和集体备课两种形式。单独备课指由授课教师独立完成课前准备工作。单独备课对授课教师要求较高,需要授课教师有一定的教学经验。集体备课指由多位授课教师在约定时间一起对授课主题进行讨论,各位教师对授课安排提出建议,共同评价授课内容是否完善、授课难度是否适中、授课形式是否合理、授课时长安排是否符合教学要求,通过讨论得出大家一致认可的教学意见。这种集思广益的集体备课方式常用于示范课,主要是为相关授课教师提供一个可供参考的教学范本,从而达到规范教师教学行为的目的。集体备课可以及时发现和纠正教学过程中的不足,建议教学单位定期举行,以便及时解决问题,提升教学质量,也为教学经验不足的授课教师提供不断提升自己和不断进步的机会,为打造优秀的教学团队奠定坚实的基础。

(二)撰写教案

教案(teaching plan)是授课教师为顺利而有效地开展教学活动,根据课程标准、教学大纲和教科书要求及学生的实际情况,以课时或课题为单位,对教学内容、教学步骤、教学方法等进行具体设计和安排的一种实用性教学文书。

1. 教案的具体内容

1)教学主题:课程的名称。

2)教学目的:该课程需要完成的教学内容,以及希望学生掌握的具体知识点。

3)课程类型:理论课程、实践课程或讨论课程等。

4)课时安排:每节课的讲授需要多长时间及课间休息时间。

5）教案资料来源：在教案中注明教授知识内容配套的资料来源，比如，来源于某个具体临床案例、网络平台或发表的学术文章等。这样便于在讲解知识点时明确提供资料来源，有源可查。

6）教学重点：该课程希望学生重点掌握的知识点，通常是要求学生必须掌握的学习内容，需要安排更多时间进行讲解。

7）教学难点：针对该课程的学生水平而言，与该课程主题相关的知识中，学生比较难以掌握的知识点和需要培养的能力点。

8）教学方法：该课程中需要使用的一些教学手段，用来引导和启发学生，如课堂提问、课堂测评、讲解或通过案例分析进行理论讲解等。

9）板书形式：在黑板上书写或通过幻灯片的方式以计算机展示讲授。

10）教具：讲授中需要使用的教学工具，如模拟器官、仿真患者等。

11）作业布置：安排作业完成的形式，如课堂即时测评或课后统一交付等。

12）教学反思：对该课程的教学活动进行反思，便于授课教师根据学生的需求及时调整，同时也可以了解学生该课程的学习程度，如设计课堂即时问答、对课后作业的评阅或与学生进行面对面沟通等。

教案是授课教师的一种教学设计和推演脚本。授课教师在撰写教案的过程中更加熟悉并掌握授课的内容和进度安排，更加准确地把握教材的难点和重点，从而更好地选择与之匹配的科学有效的教学方法，科学合理地安排课堂时间，更好地完成教学计划，提高教学质量，达到预期的教学效果。教案是授课教师的教育思想、教学经验、教学热情、专业能力、个人性格及教学艺术性的综合体现。

2. 优质教案的特点

1）科学性或专业性：教案常常主题明确，不同的教案根据不同的主题撰写而成，每个主题都有对应的专业范畴，所以教案的编写一定要体现出该专业领域的特色。医学类教案的专业性非常强，涉及的知识结构复杂，所以教案撰写者一定要严格遵循教学大纲的要求设计教学内容，避免出现原则性的错误，不能脱离教材的专业性和系统性，要符合专业要求和体现专业特色。

2）合理性：符合课程宗旨和既定培养目标的定位需求，要求教案的内容观点正确，内容与最新的医学发展相符。在学科的基本知识框架基础上，保持与当前的知识内容一致，使教案具备合理性。与学科发展相适应，既保持对基础知识的理论讲解，又能开阔学生的视野，激发学生对学科发展的追求，培养学生良好的学习习惯和学习能力。

3）创新性：教材的内容和知识结构是固定不变的，但是授课教师撰写的教案可以是围绕教学主题而灵活多变的，教案推陈出新，可以使教学活动更具有吸引力，使教学活动更加生动有趣。授课教师可以在透彻了解教材内容、综合学习和总结优秀教案的基础上，广泛获取多种教学参考资料以及相关的知识内容，独立思考，结合个人的教学体会和对知识结构的理解，巧妙构思，精心设计，富有创造性地撰写出具有个人特色的教案，以期更好地引起学生的兴趣、提升教学质量和学生的课程参与度。

4）灵活性：在教学过程中，因学生自身的学习能力不同、理解能力不同，在原定的教学计划中可能会出现非预期情况。授课教师要在授课过程中灵活调整教案内容，不能教条式地按部就班。教学的目的是最大限度地激发学生的学习能力，启发学生的思维，积极引导学生科学地学习和思考问题。所以在准备教案时应该考虑到各种情况，准备的教案也需具备可变性，应充分估计到学生可能会提出的问题，事先准备好相关的重点、难点和应对措施。预案丰富的教学方案可以帮助教师对教学过程中的各种问题应对自如。

5）适用性：鼓励创新，但同时教案需符合教学大纲的要求，要具备一定的适用性，包括适应的受众对象、适应的教学内容、适应的教学环境。教案要考虑到可执行性和可操作性，从实际需求出发，符合相应的教学活动和课程要求，符合不同层次学生的需求。

6）差异性：由于每位授课教师的教学理解和教学经验不同，学生的层次或水平不同，所以教案应有授课教师自身的特色，突出差异化，授课教师最大限度地发挥自己的优势和特长，同时教案的内容可以根据不同的学生体现出差异化的知识点，满足不同水平学生的需求。授课教师也可以根据自己所在地区的特点因材施教。

（三）制作课件

课件（courseware）通常是指根据教学大纲要求，通过学生群体的教学目标分析，结合教学计划和教学任务的分析而进行相应设计制作的，用以完成课程内容的一种简要表现形式的载体，是教学内容与教学处理策略两大类信息的有机结合体。教案是授课内容的设计和规划，是理论授课提纲性的内容和引导。课件则是授课需要和内容执行的具体工具。

课件可以是常用的多媒体幻灯片（PPT），也可以是视频、音频或图片资料，或者是纸质版的课件。总之，课件的形式可以由授课教师根据自身的经验和授课形式来决定。经过精心准备的、生动有趣的课件不仅能起到提纲挈领的作用，还常常以其生动有趣的界面或丰富多彩的内容引起学生的浓厚兴趣，从而使医院教学的理论知识不再乏味，起到很好的教学辅助作用。

1. 课件的特点

1）直观性：由于护理的理论知识内容较多，但又有很强的实用性，所以课件需要有更多的临床实际场景内容的配合，以便学生可以更加直观地学习，从而加深记忆，将相应的知识点对应到相应的临床场景和临床相关的治疗中。

2）适用性：由于学生水平不同，制作的课件难易程度和内容要素的知识点需要根据学生进行设计安排。比如对于临床经验多一些的学生，课件中可以展示更多的学科进展等方面的内容；而对于刚进入临床工作的学生，课件中可以更多地体现出相应的治疗原则和对理论基础知识的强化。

3）关联性：课件的内容是相应课程内容的简要体现，具有纲领性的特质，课件的设计需要和教案相关联、和课程的知识点相关联，不能脱离主题。由于医院教学的特殊性，加上学生临床经验不足，而且不同的专科知识内容差别也较大，所以对特定专科的课件设计制作要和主题相关联，不要跨度太大，以免超出学生的知识承接力。

4）新颖性：在突出主题的同时，可以尽量运用多种手段以及多媒体技术将课件设计制作得更加直观新颖。加入多种元素，将授课教师丰富的工作经验和医学经验融入课件中，通过在课件中加入临床操作录像、查房视频、动画、小程序、课堂测试等内容，从多方面讲解和展示相关知识，便于学生进行多维度的学习。

2. 多媒体课件制作的注意事项

1）亲自制作多媒体课件：多媒体课件生动灵活、表现力强，能极大地激发学生的学习兴趣，因此日益成为教学中的常用载体。高质量的多媒体课件能形象生动地传达授课内容和信息，达到最佳的教学效果。医院教学过程中，授课教师需要注意课件的原创性，借鉴他人的教学素材需要标注引用资料来源，尊重他人的劳动成果，重视知识产权保护。同样的课件内容，不同的讲解可能导致效果大相径庭，其根本原因在于对内容理解的不同和信息表达传递方式的差异。多媒体课件的制作过程其实是授课教师进行教学设计并梳理教学思路的过程，有助于授课思路清晰化和过程流畅化。

2) 避免使用与教学内容无关的多媒体素材：无论是采用传统教学还是多媒体教学，最终目的都是完成既定的教学目标。多媒体课件中使用的所有素材（如图片、动画、文字、视频等）都应该为达成教学目标而服务。多媒体教学的常见误区之一就是为了让课程变得有趣或让课件看起来美观而使用一些与授课主题无关的图片、视频或动画。这些素材可能确实提高了学生的兴趣或使其注意力集中，但在一个既定的时间段里，绝大多数人的大脑能够接受、加工并记忆的信息量有限，这些与教学内容无关的素材往往因其生动有趣更容易被大脑接受并记忆，导致真正需要传递给学生的主要信息丢失，降低学习效率。

3) 结构清晰：清晰指将教学内容以结构合理、逻辑清晰的方式呈现出来。制作幻灯片时，围绕要表达的中心思想进行提纲挈领的表述，注意既要有力量（power），又要有观点/思想（point）。

4) 重点突出：重点突出在这里指的不是教学大纲里的重点要突出讲解，而是指课件的设计排版必须重点突出。它包括以下内容。

（1）内容精练：课件中尽量不要出现大段的文字。首先，文字传达的信息量低于图表，大段的文字阅读不利于学生集中注意力听讲。其次，篇幅冗长的文字会使人产生厌烦情绪，降低学生的学习兴趣。因此，制作多媒体课件时，出现的文字必须言简意赅，比如在讲解急性阑尾炎的腹痛特点时，幻灯片上只需要出现"转移性右下腹疼痛"几个字，需要讲解的具体内容应该在备课时备注在幻灯备注栏或默记于心，不宜放在幻灯片里照本宣科。

（2）选择恰当的字体：字体必须保证所有学生能清晰看见。

（3）突出关键词：把关键词通过加大、加粗、加黑、斜体、下划线、变换颜色、加框等方式重点标明，让人对重点内容一目了然。

5）图、文、声、影内容一致，相互配合：多媒体课件中，文字、图像、视频以及讲解在内容上务必保持一致，从而让学生更容易建立直观的联系。

6）因材施教：针对不同的学生，即使是同一授课内容，也需制作不同课件。根据不同学生的接受能力及需求，对课件的内容进行设计及修改。

7）注意互动和交流：使用多媒体课件授课时，授课教师很容易犯的一个错误就是讲课全程盯着幻灯片。互动与交流并不单单是随堂提问和随堂测验，更重要的是必须在讲课过程中不断观察学生的表情和行为，并以此为依据随时调整讲课的节奏和方式。

（四）讲课实施

1）导入新课：采用新颖、有趣的方式导入新课，如故事导入、问题导入、实验导入等，以吸引学生的注意力，激发其求知欲。

2）讲授知识：讲课的语言应清楚流畅、精练朴实、通俗易懂。对重点内容应加重语气，以集中学生的注意力。课中各部分内容的讲授时间分配科学合理。适时穿插课堂提问、小组讨论等活动，引导学生积极参与课堂，培养其思维能力和合作精神。板书应简洁明了、重点突出，有助于学生理解和掌握课堂内容。

3）布置作业：讲课结束时根据课堂内容布置适量的作业，以巩固所学知识，并检查学生的学习效果。

（五）课后反思

课后进行教学反思，总结本节课的成功经验和不足之处，以便在后续教学中不断改进和完善。

五、课堂教学的方法

（一）临床小讲课

临床小讲课是医院教学中最常见的一种非常实用和有效的教学方法，也是更好地让学生将理论知识与临床实践相结合的最直接和快捷的教学方式。临床小讲课应紧密结合临床及学科的特点，选择当前的临床热点问题，结合带教老师自身的临床经验进行总结归纳后讲授，也可以针对某一种疾病，结合国内外研究进展和发展动向进行总结归纳后讲授，从而达到让学生开拓临床视野、训练临床思维、巩固临床知识的目的。临床小讲课具有灵活多变、不拘泥于形式的特点，有多种教学方法，如讲授法、演示法、临床情景模拟等。

1. 基本要求

1）选题尽量小而精，具备独立性、完整性、示范性、代表性。讲授时间一般为20~30分钟。学生提问及讨论15分钟。

2）以讲授为主，可以辅以多媒体、模型、视频等工具。

3）围绕学科某个知识点及疑难问题进行简短、完整的教学。

4）注重运用理论知识解决临床实际问题，拓展知识结构，培养临床思维，补充教材与理论的不足。

5）临床小讲课应有别于大课和专题讲座。为了提高教学效果，临床小讲课人数应有所限定，一般不超过15人。

2. 组织实施

1）课前准备。

（1）教师准备：主讲老师应根据教学对象和教学目标，从临床实际问题出发制定有针对性的题目。主讲老师应根据本次小讲课的教学目的有针对性地收集和整理临床典型病例素材，同时查阅国内外的相关文献，结合该疾病所涉及的基本理论和自身临床治疗经验进行归纳总结，制作好课件。临床小讲课时间规划：讲授时长30分钟左右，另外预留15分钟用于学生提问及讨论。

（2）学生准备：参与临床小讲课的学生应提前查看科室教学信息栏所安排的案例题目和相关参考资料。学生根据所选查房病例复习相关理论知识，查阅相关文献资料，准备好问题。

2）流程。

（1）第一阶段：讲授阶段（30分钟）。主讲老师在自己擅长的领域，根据自身多年的临床经验，引出本次授课的典型案例（1~2例），讲授该类病案的典型病史、临床体征、重要辅助检查、诊断依据与鉴别诊断、治疗和护理方案的选择和依据。采用层层递进的讲授方式，从医学上对该类典型病例的认识到当下国内外的诊治共识及困惑，让学生能够系统掌握本次授课内容和系统的临床思维和学习模式。

（2）第二阶段：讨论阶段（15分钟）。师生围绕本次临床小讲课的目的进行讨论，包括对典型病史、重要辅助检查、诊断依据与鉴别诊断、治疗方案的选择和依据的精心剖析。讨论阶段尽量让所有学生都参与进来，并由学生先进行分析，鼓励提问、互答或辩论，随后由主讲老师进行补充、讲解、纠正、点评和指导，根据不同病案实际情况，结合现阶段国内外医学前沿的最新进展，从理论到实践阐述疾病的特点，开阔学生的眼界，强化其临床思维训练。

（二）专题讲座

专题讲座是医院重要的教学方法，以培养系统的临床思维能力和实践能力为导向，针对某一类临床疾病、临床技能、临床思维训练、临床科研等进行系统全面的讲授，并紧密结合临床及学科的特点，通过丰富的理论教学实践，达到让学生开拓临床视野，系统掌握基本知识、基本理论、临床技能、临床和科研思维的目的。专题讲座具有系统、全面、深入的特点。

1. 基本要求

1）临床科室有计划地规范开展专题讲座，原则上每月至少1次，每次不少于2学时。

2）应由高年资主管护师或高级职称的护士承担，也可定期邀请国内外专家讲学。

3）针对在校学生的专题讲座和针对毕业后学生、进修生的专题讲座原则上应分别组织。如上述人员混合参加，应在专题讲座中体现出不同的教学设计和要求。

4）专题讲座有别于临床小讲课，应针对某一类疾病进行深入分析和探讨，既有理论高度深度，又有丰富的临床实践案例。

2. 基本流程

1）讲座准备。

（1）教师准备：授课教师根据教学对象和教学目标，结合自身的专业特长提前收集授课相关的典型案例，准备疾病相关的基本理论、基本知识和相关技能，同时查阅国内外的相关文献并结合自身护理实践进行归纳总结，制定出具有系统性、全面性和深入性的专题讲座主题。同时，需针对教学对象设计好本次专题讲座的教学目标，准备与教学对象实际临床能力和水平相符的教学内容及需要讨论的问题，以达到传道授业解惑的目的。

（2）学生准备：参与专题讲座的学生应提前1~2周，根据所选病例复习相关理论知识，查阅相关文献资料，发现并提出问题。

2）流程。

（1）第一阶段：讲授阶段（90分钟）。授课教师根据临床实践中遇到的一类具有典型病史的临床问题引出本次授课的主题，充分运用横向和纵向的思维方式，结合典型的临床体征、重要辅助检查、诊断依据与鉴别诊断、治疗方案的选择和依据，结合当下国内外的诊治共识和研究进展，串联出一个系统、全面、深入的知识体系，引导学生掌握本次的授课内容和系统的临床思维和学习模式，拓宽视野，提高发现问题、分析问题和解决问题的能力。

（2）第二阶段：讨论答疑阶段（30分钟）。授课教师应当结合临床实践和国内外研究进展提前充分准备本次主题的讨论要点，并在讲授阶段提出来，在讨论阶段重点进行讨论和讲解。同时，授课教师应当充分调动学生的兴趣和积极性，让学生根据提前查阅的相关资料和文献向授课教师提出所准备的问题。

做好临床专题记录，必要时可采取录像的方式记录讲座全过程，妥善保存，可用于后续的相关教学。

3. 注意事项

1）授课教师必须穿着整齐，全程采用普通话，语言精练，逻辑清晰，引经据典；讨论过程中态度认真，情绪饱满，言语亲切，仪表端庄。

2）除专业知识和临床技能的讲授外，要注重职业素养的示范和培养，时刻体现医务工作者对疾病探索孜孜不倦的科学精神。

3）授课教师应善于应用现代多媒体工具、模型进行直观的讲授，切忌照本宣科。

4）要善于启发式教学，切忌满堂填鸭式教学，特别是要保证讨论阶段的时间，由学生先进行分析，鼓励提问、互答或辩论，随后由授课教师进行补充、讲解、纠正、点评、归纳总结。

5）专题讲座必须体现出系统性、全面性、深入性的特点，本院或是外院专家应为该专业领域的资深专家，具有丰富的临床经验和高水平的学术修为。

（三）教学查房

教学查房是指带教老师利用临床查房情境，以真实病例为教授内容，以患者问题为导向进行的一项师生互动、讨论式的临床教学活动。其目的是培养学生在临床实际工作中发现、分析和解决问题的能力，训练严谨缜密的临床思维，提高临床护理能力、人文关怀和沟通能力，并通过教学查房检查或考核学生的基本理论、基本知识和基本技能，促进学生深入学习。这是特殊形式的床旁教学。

1. 基本流程

1) 查房前准备：主要是教学查房的准备工作，包括教师准备和学生准备。

（1）教师准备：床旁教学不同于课堂教学，学生和患者可能会提出意想不到的问题，而带教老师并不一定知道答案，这使床旁教学有"缺乏控制"的感觉，带教老师可能会陷入尴尬。因此，准备工作是进行有效教学查房的关键因素，尤其对于那些不熟悉床旁教学查房技巧的带教老师。

带教老师根据教学对象和教学目标，选择有意义的典型病例，病情相对稳定、病史典型、症状和体征明显、诊断基本明确，有利于培养临床思维方式，或需进一步明确诊断或有治疗意义的病例。提前沟通取得患者及家属的配合。

提前熟悉患者并掌握病情演变情况，准备相关专业知识及新进展资料，设计教学查房的目标、教学内容、重点、难点、拟讨论问题等，撰写教学查房教案。

确定查房病例后，提前2~3天通知学生选择的患者、查房时间和地点、病历汇报人、参加人员、学生角色分配、问题情境。

每次教学查房前，带教老师应按照教学查房教案进行简单预演，特别是预演每个患者花多长时间进行床旁教学，哪些环节让每个学生都参与其中，有意识地避免床旁讨论敏感问题。这样可帮助带教老师更有信心地站在床旁进行有序查房和教学。

（2）学生准备：参与查房的学生了解教学查房的目标和计划、教师期望，了解患者病情。具体管床的学生应准备各种影像学检查、实验室检查报告等，做好病史汇报的准备。

根据所选查房病例复习相关理论知识，查阅相关文献资料，准备问题。

2）查房实施。

（1）病房外介绍：在进入病房前可在示教室或病房外由带教老师简要介绍查房病例，指出教学查房的目的、内容、要求及其他注意事项。

（2）床旁查房。

护患沟通：带教老师带领参与查房人员步入病房，向患者问候并说明教学查房意图，获得患者的同意和配合。

病史汇报：学生简要汇报患者病史，包括一般情况、主诉、病史、体征、入院情况、诊断、治疗及护理，以及住院后病情变化、重要的辅助检查结果、诊疗及护理效果等。汇报要求脱稿，语言流畅，表达精炼，重点突出，描述准确。

补充汇报：管床护士或其他护士补充汇报近期病情演变及学生汇报中遗漏的情况，并提出需要解决的问题。

病史采集：带教老师根据学生和管床护士报告的病历询问患者，收集患者资料，尤其是针对汇报病历中的不足补充询问，引导学生掌握报告病历的要领和病史采集技巧。

体格检查：带教老师可指定管床学生全部完成或几名学生分别完成各部位的体格检查，主要是与护理诊断及问题有关的体格检查，学生边操作边总结体格检查的内容及结果。带教老师应示范对患者进行重点体格检查，验证学生的体格检查结果并纠正操作中的错误，结合病情进行规范的操作示范。

护患交流：查房结束，带教老师根据具体情况解答患者疑问，了解患者对治疗的依从性，说明下一步将进行的检查和治疗计划，感谢患者的配合。

（3）查房讨论与总结：床旁查房结束后，师生在示教室或办公室围绕教学查房的目的，借助多媒体进行讨论，包括病史、重要辅助检查、护理诊断依据、护理措施的选择及依据等，讨论的每一部分均应由学生先进行分析，鼓励提问、互答或辩论。

带教老师引导学生紧扣教学目标进行讨论，并补充、讲解、纠正、点评。

3）查房后。

（1）反馈：教学查房完成后进行反馈，给学生指出哪些做得好、哪些做得不好。反馈宜简短，重点关注刚刚结束的教学查房的优缺点。

（2）反思：教学查房后带教老师反思教学活动哪些进展得顺利、哪些不顺利，下一次该如何改进。

（3）指导学生完善《护理查房记录》，相关资料归档保存。

2. 注意事项

1）参与教学查房的师生必须着装整齐，工作服整洁，佩戴胸牌。查房和讨论过程中态度认真、情绪饱满、语言亲切、仪表端庄。

2）查房师生站位，患者右侧从头到脚的方向依次站位为带教老师、管床护士；患者左侧从头到脚的方向依次站位为护士长、汇报病例的学生、其他参与教学查房的各级学生、护士、观摩人员等。

3）床旁是教师、学生和患者三方进行互动的最好场所，带教老师应抓住教学时机，表扬学生做得好的地方，纠正知识、技能、态度等方面的不足，以达到满意的教学效果。避免向学生提出不可能回答的问题。

4）教学查房过程中注意与患者交流的内容和谈话方式，保护患者隐私，体现人文关怀。

5）查房讨论时根据查房患者的实际情况，适当结合医学前沿的最新进展，从理论到实践阐述疾病特点，开阔学生眼界，强化临床思维训练。避免冗长的说教式讨论，鼓励所有学生都参与到讨论中来。

6）查房过程中除专业知识和临床技能的培训外，应注重职业素养和人文关怀的示范和培养，并适时训练护患沟通技能。

（四）病例讨论法

病例讨论法是一种在护理实践中常用的方法，旨在针对特定病例进行深入分析和讨论，以提高护理质量和患者满意度。以下是病例讨论法的基本步骤和注意事项。

1. 基本步骤

1）选择病例：选择具有代表性、挑战性或存在特殊护理需求的病例作为讨论对象。

2）收集资料：收集病历、护理记录、检查结果等相关资料，以便全面了解病情和护理过程。

3）准备讨论材料：整理病例资料，制作讨论幻灯片或书面材料，列出讨论的主要问题和关键点。

4）组织讨论：在护士长或资深护士的主持下，邀请相关科室的护士参与讨论。在讨论过程中，可以邀请医生或其他专业人员提供意见和建议。

5）深入讨论：针对病例的护理问题、护理措施、护理效果等进行深入讨论，提出改进意见和建议。

6）总结与反馈：讨论结束后，带教老师对讨论内容进行总结，并提出改进措施。同时，将讨论结果和改进措施反馈给患者和家属，以提高患者满意度。

2. 注意事项

1)在讨论过程中,要尊重患者的隐私权和知情权,避免泄露患者的个人信息和病情。

2)病例讨论法是一种团队协作的方法,需要各科室护士的积极参与,使其互相学习,共同进步。

3)不断总结经验教训,改进护理措施,提高护理质量。

4)结合医院的实际情况和患者的具体需求进行调整,以确保讨论的有效性和实用性。

综上所述,病例讨论法是一种重要的护理实践方法,有助于提高护理质量和患者满意度。通过深入分析和讨论特定病例,护士可以不断提升自己的专业知识和技能水平,为患者提供更加优质的护理服务。

第三节 线上教学

一、线上教学的概念

线上教学是指通过互联网,采用各种技术手段进行的远程教学。这种教学方式可以让学生随时随地通过网络接入教学平台,参与在线课堂、观看视频课程、进行交互式学习和完成线上作业等。线上教学的教师和学生可以在不同的地点和时区,通过互联网进行交流和互动。线上教学目前广泛应用于学校教育、职业培训、在线业余学习、远程办公或会议等场景。

以班级为单位组织授课和进行双向互动是线上教学的一种形式,主要以录播课为主,采取"录播+线上答疑"的方式。也可以采用"直播+线上答疑"的方式。课后辅导可以采用点播或线上答疑方式。

二、线上教学的特点

1）灵活性与便捷性：线上教学不受时间和地点的限制，学生可以随时随地学习，这为学生提供了极大的灵活性。同时，教师也可以随时准备和发布教学资源，不受传统课堂的时空限制。

2）资源共享性：线上教学平台可以整合各种优质教育资源，包括课程视频、在线题库、模拟考试等，实现教育资源的最大化共享，使更多人受益。

3）互动性强：线上教学通过论坛、聊天室、在线问答、实时视频等多种形式，加强了教师与学生、学生与学生之间的互动交流，提高了教学效果和学习效率。

4）个性化学习：线上教学可以针对学生的不同需求和特点，提供个性化的学习路径和定制化的学习资源，从而更好地满足学生的个性化学习需求。

5）评估与反馈及时：线上教学平台可以实时记录学生的学习进度和成绩，为教师提供及时的评估与反馈，帮助教师更好地调整教学策略，提高教学效果。

6）节省成本：线上教学无需租赁教室、购买教材等，大大降低了教学成本，同时也为学生节省了学习成本。

这些特点使得线上教学在现代教育中扮演着越来越重要的角色，为教育的发展和创新提供了更多的可能性。

三、线上教学的时机

在临床护理教学中，实施线上教学的时机选择至关重要，依赖于多个关键因素的综合考量。以下是一些建议的时机。

1）线上教学可以作为传统课堂教学的补充或强化。例如，可以使用线上平台进行预习、复习、讨论或模拟实践。

2）对于一些理论性强或需要模拟实践的教学内容，线上教学可以提供更多的互动性和可视化工具，帮助学生更好地理解和掌握。

3）当教学资源和师资力量有限时，线上教学可以有效扩大教学覆盖范围，让更多的学生受益。通过线上平台，教师可以同时教授多个班级或学生，提高资源利用效率。

4）随着教育技术的不断发展和创新，线上教学工具的功能越来越完善。在新技术推出或现有技术得到改进时，可以考虑实施线上教学以充分利用这些技术优势。

5）临床护理教学注重实践技能的培养，但理论学习也是不可或缺的一部分。当学生表现出对自主学习和个性化学习的强烈需求时，线上教学可以提供更多的学习资源和灵活的学习方式。

6）在某些特殊情境下，如疫情、自然灾害等不可预测的事件发生时，线上教学成为一种应急措施，确保教学不受影响，继续为学生提供必要的知识和技能。

需要注意的是，虽然线上教学具有诸多优势，但也要根据实际情况进行评估和选择。在实施线上教学时，需要确保教学质量和效果与传统教学相当，并密切关注学生的学习进展和反馈，及时调整教学策略和方法。同时，也要关注线上教学可能带来的挑战，如网络安全、隐私保护等问题，并采取相应措施加以解决。

四、线上教学的流程

1）确定教学目标和内容：教师需要明确教学目标，确定要教授的知识点和技能，以及教学重点和难点；同时，需要准备好相应的教学资料和教学资源，如幻灯片、视频、音频、图片等。

2）选择教学平台和工具：根据教学目标和内容，教师需要选择适合的教学平台和工具。例如，可以选择在线视频会议工具进行实时授课，或者使用在线学习管理系统进行课程管理和学习跟踪。

3）创建线上课堂：在选择好教学平台和工具后，教师需要创建线上课堂，设置课程名称、时间、参与人员等信息，并上传教学资料和资源。

4）进行线上授课：在授课过程中，教师需要使用教学平台和工具进行实时讲解、演示和互动；同时，需要关注学生的学习情况，及时回答学生的问题和提供帮助。

5）学习跟踪和评估：在线上教学过程中，教师需要跟踪学生的学习进度和表现，及时给予反馈和指导；同时，需要进行学习评估，了解学生的学习效果，以便及时调整教学策略和方法。

6）结束课程和总结：在课程结束时，教师需要进行总结和回顾，概括本次课程的主要内容和重点，并提醒学生需要注意的事项和后续学习任务。

需要注意的是，线上教学流程可能因教学平台和工具不同而有所不同，但基本的步骤和原则是相同的。为了保证线上教学的质量和效果，教师需要认真准备和规划课程，积极与学生互动和沟通，并及时调整教学策略和方法。

第四节 模拟教学

一、模拟教学的概念

模拟教学是一种非传统的教学方法，其核心在于根据课程内容设计模拟情境，让学生在教师的指导下扮演某一角色，或在教师创设的背景中进行演练，从而获取实践经验和深层次的领会与感悟。

模拟教学的意义在于，它能为学生提供一种高度仿真的教学环境，通过这种环境，学生可以更好地理解和掌握实际工作中的知识和技能。模拟教学还能弥补客观条件的不足,为学生提供近似真实的训练环境,提高学生的职业技能水平。此外,模拟教学还具有显著的针对性、开放性、主体性特点,有助于激发学生的学习兴趣,提升教学效果。

模拟教学在国内外有多种称谓,如角色扮演、模拟游戏、岗位宴席等,这些称呼均体现了"模仿"的核心概念。在模拟教学中,学生不再只是接受空洞乏味的概念和理论,而是能够通过亲身实践,获得宝贵的实践经验和感悟。

二、模拟教学的特点

1) 再现真实情境:模拟教学能够模拟真实的教学环境、场景或情境,使学生能够在虚拟的环境中接受实际的训练,从而提高其实践能力和实战水平。

2) 灵活性高:模拟教学可以灵活多变,适应不同的教学需求和目标。教师可以根据不同的教学内容和学生的实际情况,设计不同的模拟情境和教学方式,以达到最佳的教学效果。

3) 针对性强:模拟教学具有很强的针对性,能够帮助学生更好地理解和掌握特定的知识点或技能。通过模拟真实环境或情境,教师可以更加精准地把握教学重点和难点,从而有效地提高教学质量和效果。

4) 交互性强:模拟教学通常涉及多个学生之间的交互和合作,这有助于培养学生的团队协作和沟通能力。教师也可以在模拟过程中及时给予学生反馈和指导,帮助学生更好地理解和掌握相关知识和技能。

5) 风险性低:在一些高风险或高成本的领域,如医学、航空等,模拟教学可以提供一个安全、低成本的实践环境,使学生在不承担实际风险的情况下接受训练和实践。

总之,模拟教学具有多种优点,能够有效地提高学生的学习效果和实践能力,是现代教育中不可或缺的一种教学方法。

三、模拟教学的时机

(一) 在临床护理中选择模拟教学的时机应当考虑以下几个因素

1) 模拟教学适用于那些需要在实践中理解和掌握的内容。当教学内容涉及复杂的护理技能、紧急处理、患者沟通等方面时,模拟教学可以提供一个安全可控的环境,让学生在没有真实风险的情况下进行实践操作。

2) 模拟教学可以根据学生的学习阶段和进度安排。在学生对基础理论知识有了一定了解后,可以通过模拟教学来加深理解和应用。随着学生技能水平的提高,可以逐渐增加模拟教学的复杂度和难度,以挑战和提升学生的护理能力。

3) 模拟教学需要一定的资源和设备支持,如模拟器材、场地等。在选择模拟教学的时机时,需要考虑这些资源的可用性和配置情况。确保在资源充足且能够充分利用的情况下进行模拟教学,以提高教学效果。

4) 模拟教学通常更具互动性和趣味性,能够激发学生的学习兴趣和提高参与度。因此,在选择模拟教学的时机时,可以考虑学生的兴趣和参与度,选择那些能够引起学生兴趣和使其积极参与的时机进行模拟教学。

综上所述,通过合理安排模拟教学的时机,可以提高教学效果,帮助学生更好地掌握临床护理技能。

(二) 在临床护理中模拟教学通常会在以下情况被选择

1) 模拟教学可以用于教授和练习临床技能和程序,如手术、急救技能、诊断技术等。通过使用模拟设备和场景,学生可以在安全的环境中反复练习,直到熟练掌握技能。

2) 模拟教学可以模拟罕见或高风险的情况,如罕见疾病的诊断、复杂的手术操作或紧急情况的应对。通过模拟这些高压力的情况，学生可以在不危及患者安全的情况下，学习如何应对这些挑战。

3）模拟教学可以在不暴露患者隐私的情况下进行。在模拟环境中，学生可以模拟真实的临床情况，而不必担心泄露患者的个人信息或隐私。

4）模拟教学还可以用于评估学生的技能和表现，并提供反馈。通过使用模拟设备和场景，可以对学生的表现进行客观评估，并提供针对性的反馈和建议，以帮助学生改进技能和提高表现。

总之，模拟教学在临床中是一种重要的教学方法，学生可以在安全可控的环境中反复练习和评估，提高临床技能和表现；同时，保护患者的安全和隐私。

四、模拟教学的流程

1）准备阶段：教师需要明确教学目标，确定模拟教学的内容和形式，准备必要的教学材料和设备，如模拟器、教学软件等。教师还需要对学生进行必要的背景知识介绍，帮助他们理解模拟教学的重要性和目的。

2）模拟实施阶段：教师引导学生进入模拟环境，开始模拟教学活动。教师需要根据教学目标和模拟内容，设置模拟场景、角色和任务等，引导学生积极参与模拟过程，使学生通过模拟实践来理解和掌握相关知识和技能。

3）反思和总结阶段：在模拟教学结束后，教师需要引导学生进行反思和总结。学生可以分享自己在模拟过程中的体验和感受，分析模拟结果和效果，并提出改进意见和建议。教师也需要对学生的表现进行点评和指导，帮助他们进一步巩固相关知识和技能。

需要注意的是，模拟教学流程的具体步骤和内容可能会因教学目标、模拟内容和学生特点等因素不同而有所不同。因此，在实际应用中，教师需要根据具体情况灵活调整和优化模拟教学流程，以提高教学效果和质量。

第三章　临床护理教学师资管理

第一节　临床护理教学师资选拔

一、临床护理教学师资的素质要求

带教老师既是教师又是护士，但不是教师和护士双重身份的简单叠加，而是以临床实践工作作为开展教学活动的立足点，将理论和实践有机结合，以生动的方式传授专业知识，引导学生形成科学的护理临床思维和培养学习工作能力。

（一）职业精神

1. 爱国、爱院

爱国主义是中华民族精神的核心。带教老师担负着培养社会主义现代化建设所需护理人才的重任。因此，必须牢固树立爱国主义精神，以先进典型为榜样，把自己的理想同祖国的前途紧密联系在一起、把自己的人生同民族的命运紧密联系在一起。在护理教育教学中加强对学生的爱国主义教育，引领示范学生始终以国家发展和人民健康需求为己任，积极投身健康中国建设，矢志不渝，维护人民健康。

2. 敬业、奉献

带教老师的敬业和奉献精神应贯穿于教书育人的整个过程。带教老师应满怀对护理教育事业的无限忠诚，秉持职业操守，爱岗敬业、恪尽职守、潜心钻研，切实提升护理教育教学水平。在教育教学工作中严于律己、身正为范，增强学生对教师的爱戴和信任，使学生乐于接受教师的教育。要培养仁心仁术、无私奉献的优秀护理人才，带教老师首先要有一颗淡泊名利之心，不计得失，具有勇于奉献的意识，养成乐于奉献的品质，以高度的责任感、事业心和甘为人梯的奉献精神，在教育教学工作中激励学生坚守高尚的职业理想，继承和发扬南丁格尔式护理榜样人物的优秀品格和光荣传统。

3. 守正、创新

当代科学技术飞速发展，新兴科学领域不断开拓，知识更新速度加快，学科间知识交叉融合，这就促使带教老师保持旺盛的学习和创新意识，锐意进取、勇于开拓，不断追求真理，探寻护理学科最新进展，将科学的、先进的研究成果融入护理教育教学工作之中。带领学生开展研究型学习，引导学生探索未知领域，培养适应社会发展、满足社会需求的高素质护理人才，推动护理教育事业不断前行。

(二) 职业道德

1. 爱护和理解学生

在教学和工作中不仅要关心、尊重、信任学生，还要做到平等对待、严格要求。关心学生的生活、学习，尊重学生的人格、自尊心和正当的兴趣爱好；严格要求，应严而有度、严而有理、严而有方、严而有情；对犯错误的学生要充分理解他们、信任他们，引导他们改正错误。

2. 以身作则，为人师表

在品德修养、学识才能、言行举止、道德情操、生活方式等方面"以身立教"，成为学生的表率。

3. 尊重和信任其他教师

学生的全面发展有赖于教师集体的共同努力。因此，要正确处理好与其他教师的关系，尊重、信任、支持和配合其他教师。

这不仅反映了教师本人的道德水准,而且还直接影响教育效果。

(三) 护理工作能力

护理工作能力是指带教老师在护理工作实践中表现出的专业知识、临床技能、专业态度、情感以及职业责任心。主要的行为特征:具有深厚的科学文化基础知识、系统精深的专业学科知识、准确的临床决策和解决问题的能力、熟练的临床操作技能,对待患者有爱心和耐心,具备职业责任感和严谨求实的态度,这是带教老师应具备的最基本素质。具备了这一素质,就会赢得更多患者及家属的信任,也会赢得学生的尊重和信任,为下一步开展教学工作打下基础。

(四) 护理教学能力

护理教学能力是指带教老师通过创造一种学习环境,将知识、技能、态度、情感以一定的方式转化为学生学习成果的能力。合格的带教老师应具备以下能力和意识。

1. 八种能力

1) 教学认知能力:带教老师对所教学内容的概念、原理、原则等的概括程度,以及对所教学生心理特点和自己所使用的教学策略的知觉程度。它是整个教学能力结构的基础。

2) 教学操作能力:带教老师在教学中使用策略的水平。主要表现在如何引导学生掌握知识、积极思考及运用多种策略解决问题,如制订教学目标的策略、编制教学计划的策略、选择和使用教学方法的策略、设计教学材料的策略、教学测评的策略等。教学操作能力是带教老师教学能力的集中表现。

3) 教学监控能力:带教老师为了保证教学达到预期目的,在教学过程中将教学活动本身作为监控对象,不断地对其进行积极主动的反馈、调节和控制的能力。教学监控能力是带教老师体现教学能力的关键。

4) 组织能力:带教老师是护理教学活动的组织者,要使护理教学活动系统、有序及高效地开展，带教老师必须具备多方面的组织能力，包括组织学生临床工作实践、组织学生座谈、维持正常教学秩序和纪律的能力等。

5) 语言表达能力：带教老师必须具备的基本功之一。其主要包括口头表达能力和书面表达能力两方面。

(1) 口头表达能力：①科学准确地选择词和字的能力，防止词不达意；②熟练使用规范语法的能力，防止发生误解；③对表达内容进行选择组合的能力，使自己的语言合乎学生的理解水平；④善于把控不同语速、语调与节奏，使之能准确表达自己的思想感情，引起学生的情感共鸣，便于学生理解、记录。

(2) 书面表达能力：①文书书写规范、条理清晰、用词准确及流畅；②写出的评语、总结、文章等概括性强、简明扼要、逻辑清晰及准确生动。

6) 沟通能力：①善于倾听学生与理解学生对问题的表述，同时能准确、恰当地将自己的要求和意见传递给学生，并使学生易于理解和接受；②善于与其他教学人员交流教学见解，取得支持与帮助，合作完成教学任务；③善于与医院其他部门沟通、联系，协调各方面的教育资源，取得他们对教学工作的协作与配合。

7) 研究能力：这是当代带教老师必须具备的重要能力。应在自己的教学实践中不断总结经验，积极探索教学的新途径、新办法，适应素质教育和培养创新护理人才的需要。同时应不断探索、研究自己所教学科和相关学科领域，开阔思维，取长补短，不断进步。

8) 自我调控能力：①根据客观教学需要调整自己工作结构的能力；②对自己在教学活动中的思维过程和行为过程进行自我反思和监控，不断调整教学策略，提高自身的教学水平及能力；③调控自身的心境和情绪，使自己在学生面前始终处于最佳心理状态，以愉快、乐观和奋发向上的精神状态去感染学生。

2. 两种意识

1）法律意识：护生及低年资护士工作经验缺乏，是发生护理风险的高危人群，因此，带教老师在带教过程中应严格把关，坚持耐心讲解，正规示范，避免因操作不慎导致差错事故的发生。

2）教学意识：对教学的敏感性和自觉性。带教老师应敏锐地察觉各种教学机会以及学生的学习需求，主动应用各种机会和策略实施教学，尽可能为学生提供各种学习机会，如鼓励提问，参加交班、医疗查房、护理查房，执行各种护理操作以及观察学习新的技术操作等。

二、临床护理教学师资的职责

1）教学计划与课程设计：带教老师的首要职责是制订和执行教学计划，确保教学内容与护理专业的实际需求紧密相连。此外，还需负责课程设计，确保课程内容具有系统性、连贯性和实用性，能够满足学生的学习需求。

2）教学实施与课堂管理：在教学实施过程中，带教老师需采用多种教学方法，如讲座、案例分析、实践操作等，以激发学生的学习兴趣和积极性；同时，还需维护课堂纪律，确保教学井然有序。

3）临床实践与指导：带教老师需要具备丰富的临床经验和实践能力。在临床实践中，需要指导学生进行实践操作，帮助学生掌握临床技能和护理知识。同时，还需关注学生在临床实践中的表现和成长，及时给予指导和支持。

4）学生评估与反馈：带教老师需要定期评估学生的学习成果，以便及时了解学生的学习情况并调整教学策略。此外，还需及时给予学生反馈，帮助学生认识自己的优点和不足，引导学生改进学习方法。

5）学术研究与成果推广：带教老师还需积极参与学术研究和成果推广工作。通过参与科研项目、发表学术论文、举办学术讲座等，推动护理专业的学术进步和实践创新；同时，还需关注国内外护理领域的新动态和新趋势，及时将先进的护理理念和技术引入教学中。

三、临床护理教学师资的选拔

临床护理教学师资的选拔应有严格的准入制度和选拔程序，择优选用。

（一）制订选拔方案

医院在选拔临床护理教学师资时，首先要制订一个全面、具体且可行的选拔方案。这个方案是整个选拔过程的基础和指导，它明确了选拔的目标、原则、标准、流程、时间节点、参与人员及其职责等关键要素。选拔方案的主要内容如下。

1）选拔目的与原则：明确选拔的目的，如提升临床护理教学质量、培养优秀的护理教育者等。确立选拔的原则，如公平公正、公开透明、竞争择优等。

2）选拔标准：详细列出候选人需具备的专业素养、教学能力、临床经验、职业素养等方面的具体要求。明确学历、职称、工作经验等硬性条件。

3）选拔流程：描述从发布公告、收集申请材料、资格初审、笔试、面试（或试讲）、临床技能测试到综合评定、公示及录用的整个流程。设定每个环节的时间节点和负责人。

4）考核方式与内容：详细说明笔试、面试（或试讲）、临床技能测试等考核环节的具体内容、形式、评分标准及权重分配。强调考核的全面性和客观性，确保能够真实反映候选人的综合素质。

5）评审小组与监督机制：成立由专家、学者、资深护理人员等组成的评审小组,负责整个选拔过程的评审工作。建立监督机制,确保选拔过程的公平公正和公开透明。可以邀请纪委、工会等部门参与监督,或设立举报渠道接受社会监督。

6) 后续培训与发展计划：简述入职培训内容和职业发展规划,展示医院对护理师资的重视和支持。

7) 其他事项：选拔过程中可能出现的特殊情况处理办法、保密要求、费用预算等。

(二) 宣导方案

选拔方案制订后,进行方案宣导是至关重要的一步。方案宣导不仅有助于确保所有相关人员对选拔方案有清晰、准确的理解,还能增强选拔工作的透明度和公信力,为选拔工作的顺利进行奠定良好的基础。

1. 宣导方式

1) 内部会议：组织召开全院或相关科室的会议,由方案制订者或负责人进行方案宣导,确保信息传达的准确性和权威性。

2) 公告发布：通过医院内部网站、公告栏、邮件等渠道发布选拔方案公告,让全院员工都能及时获取相关信息。

3) 宣传材料：制作选拔方案宣传手册、海报等材料,放置在医院显眼位置或发放给相关人员,方便他们随时查阅。

4) 在线培训：利用医院内部学习平台或视频会议软件进行在线培训,为候选人提供详细的选拔方案解读和答疑服务。

5) 互动交流：设立专门的咨询电话或邮箱,为候选人提供便捷的咨询渠道,解答他们在阅读方案过程中产生的疑问。

2. 宣导后的注意事项

1) 收集反馈：宣导结束后,应主动收集相关人员对选拔方案的意见和建议,以便及时发现并解决问题。

2) 持续宣传：在选拔过程中,应持续进行宣传,提醒候选人关注选拔进展和注意事项。

3）保持沟通：与候选人保持密切沟通，及时解答他们在准备过程中遇到的问题和困惑。

（三）选拔流程

在确定临床护理教学师资选拔方案和进行方案宣导后，实施师资选拔是一个关键且复杂的过程。为了确保选拔的公正性、有效性和透明度，以下是一些关键步骤和建议。

1. 收集申请材料与资格初审

由专门的评审小组对申请材料进行严格初审，排除不符合基本要求的候选人。初审过程中应严格按照选拔标准操作，确保公平公正。

2. 综合考核

1）笔试：设计科学合理的笔试试卷，主要考察候选人的专业知识、教学理论水平等。笔试应安排在统一的时间进行，确保所有候选人都能在相同的条件下参加考试。

2）面试（或试讲）：面试（或试讲）是选拔过程中的重要环节，主要考察候选人的教学能力、沟通能力、应变能力等。面试（或试讲）应由经验丰富的评审小组成员进行，评分标准应明确、客观。

3）临床技能测试：安排候选人进行临床技能测试，以评估其临床实践能力。测试内容应涵盖急救技能、护理操作等多个方面，确保测试结果的全面性和准确性。

3. 综合评定与公示

1）综合评定：将笔试、面试（或试讲）、临床技能测试的成绩及其他相关因素进行综合评定，确定最终入选名单。评定过程中应充分考虑候选人的综合素质和潜力。

2）公示：将入选名单在医院内部公示，接受社会监督。公示期间应设立举报渠道，对收到的举报认真核查和处理。

4. 录用

1）入职培训：提供必要的入职培训，包括教学理念、教学方法、教学技巧等方面的培训。

2）职业发展规划：制定职业发展规划，提供晋升机会和继续教育的平台，促进其专业成长和职业发展。

3）定期评估：建立定期评估机制，对工作表现、教学能力等进行定期评估，确保教学质量和师资水平的持续提升。

第二节 临床护理教学在职培训

一、在职培训的意义

知识与技能的习得途径主要有三种：一是书本阅读，二是课堂知识传授，三是实践体悟。前两种可以通过岗前培养与训练习得，最后一种则需要在岗锻炼习得。在职培训也称为"带职培训"，指受训人员不停止职务，主要利用业余时间或部分工作时间得到的培训，其目的是更好地适应职业需要，对与本职工作有关的知识与技能进行更新或补充。

教师在职培训有广义和狭义之分。广义的教师在职培训是指对已在岗在职的教师进行的培训，包括合格培训、岗位培训和进一步提高的再教育；狭义的教师在职培训是指对已取得教师合格证书，并经过岗位培训，能基本适应岗位要求的教师进行的再教育。不管是广义的还是狭义的教师在职培训，都是指不脱离本职工作而进行学习的一种教育方式，其教育目的都是通过具体形式，提高教师业务素质和综合能力。

二、在职培训的目的

核心目的在于促进教师专业知识与技能的全面提升，以适应不断变化的教育需求和职业发展要求。这一过程不仅关乎教师个人职业成长，而且直接影响到教育教学质量和学生综合素质的培养。具体来说，在职培训的目的可以细化为以下几个方面。

1) 更新教育理念：通过在职培训，帮助教师理解并接纳最新的教育理念和教学方法，如以学生为中心的教学理念、探究式学习、项目式学习等，从而在教学过程中更好地激发学生的学习兴趣和主动性。

2) 提升专业知识：教育是一个不断发展的领域，新知识、新技术层出不穷。通过在职培训，教师可以及时补充和更新自己的专业知识，保持与学科前沿同步，确保教学内容的准确性和时效性。

3) 增强教学技能：教学技能是教师职业素养的重要组成部分。通过模拟教学、案例分析、微格教学等形式的在职培训，教师可以不断提升自己的教学设计、课堂管理、学生评价等能力，使教学更加高效、生动、有趣。

4) 促进教育科研：教育科研是教师专业成长的重要途径。通过在职培训，教师可以了解教育科研的基本方法和流程，掌握教育科研的技巧和策略，积极参与教育科研活动，提升自己的科研能力和学术水平。

5) 培养职业素养：职业素养是教师职业形象的重要体现。通过在职培训，教师可以加强职业道德教育，提升自己的职业道德素养和职业责任感，以更加饱满的热情和更加专业的态度投入教育教学工作中去。

三、在职培训的内容

在教学活动中，教师不只是单一的知识传授者，而且是教学活动的创造者、教学过程的组织者、学生发展的引导者。教师的职业道德、知识结构以及教学能力等都会影响学生的成长。因此，对教师能力和素质的培养也应体现在多个方面。

1）情感态度培训：情感态度包括个人态度、自觉性、奉献精神、动机、忍耐力、价值观、认同感、信任感等内在情感和道德因素。教师在教学中首先是学生学习的榜样，不仅教会学生专业技能，同时也传授职业态度和情感。带教老师在教学中流露出的对专业、职业、学生及患者的情感和态度，会潜移默化地影响学生对本专业的兴趣和认同感。因此，带教老师要熟悉并遵守教师职业道德和护理行业的职业道德，有高度的责任感和奉献精神，热爱本职工作和护理教育事业；为人师表，对教学工作一丝不苟，对患者关心同情，有良好的人文素养和科学精神，有开拓创新意识和坚忍不拔的精神。

2）专业理论知识更新：带教老师需要定期更新和深化专业理论知识，包括医学前沿知识、护理理论、病理生理学等。通过参加研讨会、进修课程、在线学习等方式，保持对最新医疗护理知识的了解和掌握。

3）临床技能提升：带教老师需要不断提升自己的临床技能，包括护理操作、急救技能、患者沟通技巧等。通过模拟训练、实践操作、案例分析等方式，提高临床技能水平和应对复杂情况的能力。

4）教学方法与技巧培训：带教老师需要掌握有效的教学方法与技巧，包括课程设计、教学组织、课堂互动、评估反馈等。通过参加教学培训、观摩优秀教学活动、参与教学研讨等方式，提升教学水平和教学效果。

5）科研能力培养：科研能力是教师素养的重要内涵和学科发展的客观需要，是提高教育质量的根本，也是专业生存和发展的基本源泉。科研为教师更新知识提供了最佳途径和方法，有助于促进教师的专业发展和教育教学能力的提高。当前我国护理科研仍有很大的提升空间。"双师型"护理教师熟悉学科发展趋势，科研敏感性相对较高，易于捕捉到前沿热点问题，能在团队中营造出良好的科研氛围，推动护理科研发展，并在教学中加强对学生科研思维的培养、对科研方法的教授。

6) 创新能力培养：创新能力是国家和民族核心竞争力的重要标志，是学科发展的基石和动力。对于创新人才的培养，教师是主导，起着基础和关键的作用。带教老师应具备良好的创新精神和创新意识，不断更新教育思想，接受现代教育观念，不断调整陈旧的知识体系和能力结构，在创新学习、创新思维、创新科研、创新教学和创新实践等多个方面进行拓展。

四、教师学习的特点

1) 自我导向：教师自己确定学习目标，制订学习计划，依据计划进行学习并评价学习结果、总结学习经验。当教师自己的学习目标不明确时，自我导向就不会产生。

2) 基于经验：教师具有一定的临床经验，具有较为成熟的判断能力。经验有时会成为有价值的教学资源。

3) 问题中心：教师学习主要是为了解决在工作实践中遇见的问题，而不是为了系统掌握某个方面的知识。教师希望学到的新知识和新技能能够马上应用。

4) 在"做"中学：教师是在实际工作中通过个人的实践反思、同伴间的互动交流等学会当教师的。只学习理论却没有充分的临床实践永远也无法胜任教师工作。

5) 制约较多：教师在学习的过程中需要兼顾工作和家庭。工作和家庭的压力制约着投入学习的时间和精力，使其能用于学习的时间短暂且十分零碎。

教师学习的特点表明，虽然开阔视野、更新教学观念、掌握教学技能等都很重要，但教师明显对于立即可用的、能够直接转化为有效教学实践并提高学生学习效果的培训更感兴趣。教师更喜欢基于解决问题、以案例或课例为支撑、以同伴互助和专业引领为基础的学习方式。大量的培训实践研究表明，教师"能够运用的"内容，一般具有以下特点。

第一，现实的、工具性的。以"解决实际问题"为指向，基于教育教学实际和职业生活场景，总结方法、策略、诀窍、技巧等，帮助教师准确把握操作要点和关键节点。

第二，思辨的、启发性的。以"促进教师动脑思考"为指向，基于某一具体事实、现象去追溯其产生原因，剖析其影响因素，帮助教师形成某种思考路径，掌握思考工具使用方法，形成有效的思维方式。

第三，形象的、有趣味的。以"激发教师学习兴趣"为指向，基于故事、游戏等，帮助教师掌握直观、感性的认知方式，进而形成某些想法、看法与做法。

第四，互动的、体验性的。以"强化教师行动"为指向，基于某种场景设定的情境再现、游戏活动等，帮助教师通过亲身体验深化认知、积累经验。

五、在职培训的原则

（一）以帮助教师解决实际问题为主

教师具有"实用主义"的学习特点，对那些在实践中立即可用、能够解决问题的学习内容更感兴趣。教师培训课程应该找准教师的实践需求，帮助教师提升解决实际问题的能力。

（二）兼顾知识本身的结构与学习者的认知结构

如果没有学习者积极主动参与，没有学习者的勤奋努力，深度学习就无法真正实现。因此，教师培训课程应把学习者视为学习主体，考虑学习者的学习特点，巧妙处理好知识与学习方式之间的关系。

（三）注重教师的参与、互动、体验与实践

教师培训课程应调动教师学习的积极性与主动性，让教师在参与、互动、体验与实践中构建新知识，实现深度学习。

（四）注重网络课程的开发与建设

在"互联网+"时代，基于互联网、移动终端的碎片化学习已成为人们生活的一部分。教师培训课程应顺应时代的发展要求，加强网络课程的开发与建设，支持教师泛在学习。

（五）注重团队学习与个性化指导

建构主义学习理论认为，学习即群体对知识经验进行协商与建构的过程。群体间的互动、分享与对话，使知识经验得以建构、学习得以发生。教师培训课程应该为同伴学习、团队学习提供空间与支持，加强对学生个性需求的指导，这样才能更好地发挥支持、服务学生学习与发展的功能。

（六）兼顾教师学习的过程与结果

教师培训课程的学习评价可分为终结性评价和过程性评价两类。终结性评价注重学习结果，以结业考试、问卷反馈等为主；过程性评价注重学习者在学习过程中的参与、互动、体验与实践等，以前测、讨论发表观点、测试、阶段性作业等为主。两类评价各占一定权重，无论哪类评价，培训者均应提供具体可操作的包含教师学习表现、过程、成效的评价标准，使评价发挥引导教学的作用。

六、在职培训的方法

以"医院为主导、教师为主体、学用结合"为理念，更加关注教师业务能力的发展，激发教师参与的热情，使培训活动更具活力及效益，有助于实现教师能力提升与医院持续发展的双赢目的。

（一）医院为主导

1. 院本培训模式

设计系列课程。带教老师利用休息时间或工作时间参加医院或科室组织的培训。院本培训模式具有长期连续性、实践性、灵活性、经济性、针对性强的特点。

1）专题讲座：医院应有计划地安排教师讲授或参加多种形式的新理念、新知识、新技术专题讲座，或聘请一些学术水平高，在本学科或相关学科领域有新发现、新创造的国内外学者来院讲学，以拓宽教师知识面，更新教师知识结构，使其更好地胜任护理教学工作。

2）教研活动：组织系列教学观摩，如理论讲座、操作示教、教学查房公开课；组织集体备课，教师间相互学习，共同提高；召开教学会议，教师了解国家、医院对临床教学的指导性要求，医院教学工作动态。

3）以评促学：护理部、大科、科室对教师的临床教学工作进行督查，指出优点与不足，使教师教学质量和能力持续提高。

4）以赛促学：组织教师积极参加院内外各级各类的教学比赛，如"教师教学基本比武赛""教学设计比赛""说课比赛"等。

2. 导师制培训模式

青年教师是临床教学发展的生力军。在对青年教师的培养中实行导师制培训模式，可充分发挥高年资教师的示范和传帮带作用，帮助青年教师迅速成长。

3. 脱产短期培训模式

有计划地选派教师外出进修或参加学术交流，这种培训模式具有针对性强、实效性强的特点。需注意持续性的质量监督，外出学习前，科室与教师一起制定可考评、可测量的学习目标，教师学习结业后在院分享学习所获和实施教学改进。

1）医院可根据教师队伍建设规划和学科发展，每年选派教师到国内外医院进行脱产进修，以集中时间、精力，系统、规范地学习。教师受到不同医院、不同学术观点的影响，学习先进的护理理论、技术及护理教学方法，开阔视野，活跃思想。

2）现代科学技术和现代医学、护理学的发展日新月异，了解本学科的国内外发展动态，才能始终站在学科发展前沿，把握学科发展趋势。因此，要鼓励教师经常参加国内外学术交流活动，取长补短，集思广益，活跃学术思想，提高业务水平，激发创造力。

3）提供电子数据库，在"中国大学慕课"等公共开放学习平台挑选合适的课程，提供给教师学习。

（二）教师为主体

教师是自身职业发展的主体，应以自主学习的态度与愿望，积极参加各级各类培训活动，主动学习，认真反思和实践。

1）参加教研活动：教师积极参加医院、科室组织的教学公开课、集体备课，参与或观摩教学质控，取长补短，共同进步。

2）自主研修：教师利用碎片化的闲暇时间阅读书籍、学术论文，参加网络学习，充实护理学、教育学、心理学知识。

（三）学用结合

教师认真完成教学任务，通过参加护理教学实践，巩固专业知识，在实践中淬炼、提高，并形成自己的教学风格。积极开展护理科学研究工作，在研究工作中，教师的知识结构得到更新，学术水平得到提高，同时，吸引医院中更多的优秀护理人才加入教师队伍。

（四）院校合作模式

带教老师参与学校教学、到学校观摩学习，学校教师深入临床实践锻炼，这些为带教老师深入了解学校教育提供了平台，促进院校共同建设高质量的"双师型"教师团队。

第四章 临床护理教学实施

第一节 教学计划

一、教学计划的概念

教学计划是教育机构或教师为了达成既定的教育目标,对教学活动进行系统性、前瞻性的规划和设计的产物。它详细阐述了教学过程中的各个环节,包括教学目标、教学内容、教学方法、教学进度、教学资源配置以及学生学习成果的评估等,是指导教学实践、确保教学质量和效果的重要文件。

在制订教学计划时,教育者需要综合考虑国家教育政策、教学大纲、学生特点、教学资源以及社会需求等多方面因素,确保教学计划的科学性、合理性和可行性。教学计划还应具备一定的灵活性和适应性,以便在教学过程中根据实际情况进行调整和优化。

总之,教学计划是教育教学工作的基础和核心,它对于提高教学质量、促进学生发展、实现教育目标具有至关重要的作用。

二、制订教学计划的依据

(一)国家政策作为指导方向

教学计划必须紧密围绕国家教育政策编制。国家教育政策为教学工作提供了宏观的指导方向,确保教育事业的健康发展。在教学计划的制订过程中,必须深入理解和贯彻国家的教育方针、政策,确保教学计划符合国家的要求和期望。

(二) 教学大纲作为核心内容

教学大纲是教学计划的核心内容之一,它详细规定了各学科的教学目标、教学内容、教学进度和教学方法等要素,是教师进行教学活动的重要依据。教学计划在编制时,必须严格依据教学大纲的要求,确保各学科的教学内容和进度与教学大纲保持一致,从而保证教学质量和效果。

(三) 医院实际情况作为基础

教学计划的制订还需要充分考虑医院的实际情况,包括医院的医疗资源、师资力量、教学设施、学生素质等多方面因素。通过深入调研和分析,了解医院或学校的具体情况和需求,制订出符合实际、切实可行的教学计划。这样不仅能够充分利用现有资源,提高教学效益,还能够更好地满足学生和社会的需求。

(四) 综合考虑多方面因素

在制订医院护理教学计划时,还需要综合考虑其他多方面因素,如市场需求的变化、护理学科的发展动态、国内外先进的教学理念和教学方法等。这些因素都可能对教学计划产生影响,需要充分考虑和平衡。

三、制订教学计划的步骤

教学计划的制订是一个系统且细致的过程,它确保了教学活动能够有条不紊地进行,并达到既定的教育目标。制订教学计划的步骤如下。

(一) 需求分析

目的是明确医院在教学方面的具体需求和目标。教学管理者通过问卷调查、座谈会、访谈等方式,收集教师、学生、管理人员及外部利益相关者的意见和建议。分析现有教学状况,识别存在的问题和不足,预测未来发展趋势,确定教学改革的重点和方向。明确教学目标,包括知识、技能和态度等方面的要求。

(二)政策研究

教学管理者深入学习和理解国家教育政策、护理教学、临床护理相关的最新文件,学校教学大纲以及相关的法律法规,将其转化为具体的教学目标和措施。确保教学计划符合国家政策、教育方针和教学大纲的要求,教学计划具有方向性、科学性和前瞻性。

(三)资源评估

评估医院教学资源是否满足教学计划的实施需求。对师资力量、教学设施、教学经费、教学材料等进行全面评估。评估教师的专业背景、教学能力和数量是否足够,检查教学设施是否完善、先进,评估教学经费的充足性和使用效率,确保教学材料丰富、适用。

(四)计划内容确定

根据需求分析、政策研究和资源评估的结果,制订详细的教学计划,确定教学目标、教学内容、教学重点和难点;合理安排教学时间,选择适合的教学方法,如讲授、讨论、实验、案例分析等;制定科学的评估方式,以全面客观地评价学生的学习效果。

(五)审批与修订

确保教学计划的合理性和可行性。将教学计划提交给医院教学管理部门审批,根据审批意见进行必要的修订和完善。医院教学管理部门对教学计划进行全面审查,确保其符合国家政策、教学大纲和医院或学校的实际情况。教师针对审批意见中的问题和建议进行认真分析和研究,提出相应的解决方案,对教学计划进行必要的调整和优化。

（六）实施与监控

确保教学计划能够顺利实施，并达到预期的教学效果。教师按照教学计划的要求进行备课和教学。医院建立教学监控系统，定期收集学生对教学的反馈意见，通过考试、作业、实验报告等方式评估学生的学习效果，根据评估结果及时调整教学策略和方法，确保教学计划的顺利实施和教学质量的持续提升。

四、实践教学任务清单

实践教学任务清单是一种非常适合临床实践教学的特殊且实用的教学计划，列出了在实践教学中需要完成的任务和目标。它不仅是教师组织实践教学的有力工具，也是学生实现学习目标的重要指南。

（一）临床实践教学的困境及策略

1. 临床实践教学的困境

1) 教学目标不具体：在临床实践教学中，有时教学目标缺乏明确性和具体性。这意味着教师和学生对于教学的期望成果缺乏清晰的认识，导致教学难以有针对性地进行。缺乏具体的教学目标使得教师难以评估学生的学习进度和效果，也使得学生难以明确自己的学习方向。

2) 教学任务不量化：临床实践教学任务往往没有被量化和细化。这导致教师在教学过程中难以把握教学进度和深度，也难以准确评估学生的完成情况和表现。没有量化的教学任务使得教师难以进行有效的指导和监督，也使得学生难以明确自己的学习目标和进度。

3) 频繁更换带教老师：经常更换带教老师也是一个显著的问题。这不仅影响了教学的连续性和稳定性，还可能导致学生难以适应不同教师的教学风格和方法。

4) 临床实践与理论教学的平衡：教师需要在临床实践与理

论教学之间找到平衡点,确保学生既能够掌握扎实的理论知识,又能够获得足够的实践机会。

2. 临床实践教学策略

1)使用实践教学任务清单:根据教学大纲和临床实际需求,制定一个详细且全面的护理临床实践教学任务清单,它是一种细致列出实践教学活动、目标、要求和评估标准的文档,其目的是确保实践教学有明确的指导和评估标准,使教学活动能够量化和追溯,以提高实践教学的质量和效果。具体是将护理临床实践教学分解成教师指导学生每周、每月需完成的护理操作技术量,全程管理患者量,自学任务等,可量化、具体化、系统化地规划实践教学活动,旨在使教师教学有目标、掌握教学进度,也使学生学习有方向,确保学生获得全面、深入的临床实践经验。

2)实施教学工作交接制:教学工作交接制是指在护理教学过程中,不同教师或教学团队为了确保教学工作的连续性和高效性,进行教学内容和责任交接的制度。通过规范的交接流程,保证教学信息的准确传递,避免教学过程中的信息遗漏和误解,从而保障学生的学习效果和教学质量。

(二)临床实践教学任务清单的内容

临床实践教学任务清单的核心目标是通过量化学生实践,帮助学生实现理论知识与临床实践的结合,从而达到教学目标。它通过循序渐进的方式,逐步设定每周需要完成的具体任务和目标,确保学生在临床实践教学中能够稳步掌握必要的技能和知识。这些任务从基础护理技能起步,循序渐进地引导学生向更复杂的护理操作迈进。每一步实践任务的设定,都旨在确保学生在实践中逐步积累丰富的护理经验和获得精湛的技能。

1. 任务量及类型

1)基础操作量的任务:临床实践教学任务清单通过设定明确的基础操作量,要求学生完成一定数量的临床实践任务,如每周完成肌内注射 5 次、静脉采血 10 次、生命体征监测 10 次等。这些基础操作通常涵盖了临床工作的各个方面，如患者日常护理、生命体征监测、药物治疗等。不仅要求学生掌握基本的护理知识，还需要他们展现出细致、耐心的态度，以确保患者的舒适和安全。

2）专业技能任务：随着学习的深入，学生将逐渐接触更为专业的护理技能，如静脉注射、伤口护理、急救技能等。这些技能的学习需要学生具备扎实的理论基础和敏锐的观察力，以确保在实际操作中能够迅速、准确地应对各种护理需求。

3）护理程序实践量：在临床实践教学任务清单中，学生还需要承担一定数量全程化护理患者的工作。通过向患者提供全程护理，学生将学习如何系统地评估、满足患者的护理需求。这一过程要求学生综合运用所学的知识和技能，制订个性化的护理方案，为患者提供全面、优质的护理服务。这种实践方式不仅锻炼了学生的临床决策能力，还培养了他们的责任心和同理心。

4）自学的要求：除了护理操作和患者管理外，临床实践教学任务清单还强调学生自学的重要性。医学领域知识更新迅速，学生需要不断学习和掌握新的医学知识和技能。临床实践教学任务清单通过设定一定的自学量，鼓励学生主动寻求知识，拓展自己的知识面，提高自己的专业素养（如阅读护理相关书籍或文献，在线护理培训，了解最新的护理理念和技术；完成一篇护理学习心得或论文，总结学习成果并分享给同学）。

5）其他任务：学生小讲课、参与教学查房、疑难病例讨论等。

2. 教学目标

教学目标是临床实践教学任务清单的灵魂所在，它明确指出了学生在实践任务中应达到的具体知识和技能水平。这些目标的设定不仅注重学生技术的掌握，还强调培养其批判性思维、团队协作和沟通能力等综合素养。

1）技术目标：学生应熟练掌握各项护理技能，能够独立进行基本的护理操作。这需要学生反复练习、不断积累经验，以确保在实际操作中能够游刃有余、应对自如。

2）认知目标：学生应能够运用所学知识分析患者的护理需求，制订合适的护理计划。这需要学生具备扎实的理论基础和敏锐的观察力，以便能够迅速、准确地判断病情并制定相应的护理措施。

3）情感目标：学生应培养起深厚的同理心和专业责任感，能够与患者和团队成员建立有效的沟通。这需要学生注重情感交流、关心患者需求，以真诚、耐心的态度为患者提供优质的护理服务。

3. 考核方法

为了确保教学目标的达成，临床实践教学任务清单还设置了相应的考核方法。这些考核方法旨在全面、客观地评价学生的学习成果，为教学提供及时的反馈和指导。

1）技能考核：学生需要在模拟或真实的临床环境中完成特定的护理操作，如静脉注射、测量生命体征等。评价者会观察他们的操作是否规范、准确，并评估他们在紧急情况下的应变能力。

2）知识考核：通过笔试、在线测试、床边提问、病例讨论等方式，检验学生对相关知识的掌握程度。这一考核环节旨在确保学生具备扎实的理论基础，能够灵活运用所学知识解决实际问题。

3）态度与沟通考核：通过患者满意度调查、团队评价、教学查房等方式，评估学生的专业态度和沟通能力。这一考核环节注重学生的服务态度和服务质量，以确保他们能够为患者提供贴心的护理服务。

4）自我反思与成长记录：要求学生定期记录自己在临床实践中的经历、收获和反思，这有助于他们自我评估和改进。

综上所述，临床实践教学任务清单通过精心设计的实践任务、明确的教学目标以及科学的考核方法，为学生提供了一个系统全面的护理临床学习环境。临床实践教学任务清单不仅帮助学生逐步掌握护理技能和知识，还注重培养他们的综合素养和专业能力，为未来的护理实践奠定坚实的基础。通过临床实践教学任务清单的引导，学生将不断提升自我、追求卓越，成为优秀的护理人才。

（三）临床实践教学任务清单的优势

临床实践教学任务清单在临床实践教学中具有显著的优势，其不仅能够明确教学目标与任务、提高教学效率与质量、促进理论与实践的结合、加强教学评估与反馈，还能适应个性化学习需求。

1. 明确教学目标与任务

临床实践教学任务清单为教师和学生提供了一个清晰、具体的教学和学习框架。通过列出明确的任务和目标，教师能够确保教学内容的完整性和系统性，而学生则能够更好地理解学习要求，从而有针对性地进行学习。

2. 提高教学效率与质量

使用临床实践教学任务清单，教师能够更有条理地安排教学活动，避免教学内容的遗漏或重复。临床实践教学任务清单还能帮助学生更好地规划学习时间，提高学习效率。此外，通过临床实践教学任务清单的引导，学生能够更加深入地理解和掌握临床知识，从而提高教学质量。

3. 促进理论与实践的结合

临床实践教学任务清单通常包括理论知识学习和临床实践操作两部分。这种结合使得学生在学习理论知识的同时，能够立即将其应用于实践中,从而加深对知识的理解和记忆。这种教学方式有助于培养学生的临床思维和实践能力,为其将来的医疗工作打下坚实的基础。

4. 加强教学评估与反馈

临床实践教学任务清单使得实践教学活动得以量化,为教师和学生提供了客观、可衡量的学习成果指标。教师可以更加客观地评估学生的学习进度和成果。临床实践教学任务清单中的具体任务和要求也为学生提供了自我评估和反思的依据。这种评估与反馈机制有助于教师及时发现问题并进行针对性的指导,从而推动学生不断进步。

5. 适应个性化学习需求

临床实践教学任务清单可以根据学生的实际情况和学习需求进行调整和补充。这使得教学更加符合学生的个性化需求,有助于增强学生的学习兴趣和动力。临床实践教学任务清单的灵活性也使得教师能够根据学生的反馈和表现进行动态调整,以实现更好的教学效果。

(四) 实施建议

1. 制定详细的内容

确保临床实践教学任务清单中包含所有必要的实践教学活动和评估标准,以便全面指导实践教学。

2. 定期更新和调整

根据教学实践的实际情况和需求,定期更新和调整临床实践教学任务清单内容,以确保其适应性和实用性。

3. 加强教师培训

对教师进行相关培训,使其熟悉临床实践教学任务清单的使用方法和评估标准,提高实践教学的质量和效果。

4. 建立监控与评估机制

为确保临床实践教学任务清单的有效执行,需要建立相应的监控与评估机制。这些机制旨在确保实践教学活动按照临床实践教学任务清单的要求进行,并及时发现和解决潜在问题。

1) 定期监督检查:教学管理部门应定期对实践教学活动进行监督检查,确保临床实践教学任务清单的要求得到贯彻执行,如检查学生的实践操作、技能掌握情况,以及教师的教学方法和效果。

2) 学生反馈机制:建立学生反馈机制,鼓励学生就实践教学活动提出意见和建议。学生的反馈是改进临床实践教学任务清单内容和教学方法的重要参考。教学管理部门应定期收集和分析学生反馈,及时调整临床实践教学任务清单内容和教学策略。

3) 教师评估与激励:对参与实践教学的教师进行定期评估,以评价其教学效果和对临床实践教学任务清单的执行情况。对于表现出色的教师,应给予适当的奖励,以鼓励其继续提升教学质量。

5. 持续改进与创新

临床实践教学任务清单的实施是一个持续改进的过程。在实践教学过程中,需要不断总结经验教训,对临床实践教学任务清单进行完善和创新,以适应护理教育的发展需求。

1) 总结经验教训:定期总结实践教学的经验教训,分析临床实践教学任务清单执行过程中遇到的问题和困难。针对这些问题和困难,提出改进措施和建议,为完善临床实践教学任务清单内容提供依据。

2) 创新教学方法和手段:鼓励教师创新教学方法和手段,以提高实践教学的效果和质量。关注护理领域的最新发展动态,将新技术、新方法纳入临床实践教学任务清单,为实践教学注入新的活力。

3) 与国际接轨:借鉴国际上先进的护理实践教学经验,将国际标准和要求纳入临床实践教学任务清单。通过与国际接轨,提升护理实践教学的水平和国际竞争力。

总之，临床实践教学任务清单是一种有效的教学管理工具，它能够量化实践教学活动，并使其可追溯，从而提高教学质量和管理效率。通过制定详细的内容、定期更新和调整、加强教师培训以及建立反馈机制等措施，可以有效提高护理临床实践教学的质量和效果。

五、教学工作交接制度

教学工作交接制度不仅有助于保持教学工作的连续性和稳定性，还有助于提高整个教学团队的教学水平和协作能力。通过交接，新教师或新团队可以更快地了解并适应教学环境，减少不必要的摸索和失误，从而更快地为学生提供高质量的教学服务。

教学工作交接制度为临床护理教学工作的连续性和质量提供了有力保障；同时，也促进了教师之间的合作与交流，提高了教学质量和教学效果。

（一）交接内容与要点

1) 学生情况：学生的基本信息、学习进度、学习难点、心理状态等。确保接班教师能够迅速了解学生的全面情况，制订合适的教学计划。

2) 教学计划与进度：交接当前的教学计划、已完成的教学内容、未完成的教学任务及预计完成的时间等，确保教学进度不受影响。

3) 教学资源与材料：教学课件、教材、参考书籍、实验器材等。确保接班教师能够顺利地进行教学。

4) 特殊注意事项：对于有特殊需求或情况的学生，应详细交接其需求、问题及已采取的措施，确保他们得到适当的关注和帮助。

（二）交接流程

1）交接前的准备：交班教师整理教学计划、教学进度、学生评估报告等相关教学资料，确保资料的完整性和准确性。检查教学物品柜、教学设备、教材等物品的完好性和齐全性，确保教学工作的正常进行。

2）提前通知：提前通知接班教师，告知交接的时间、地点和注意事项，确保交接班顺利进行。

3）详细交接：在交接过程中，交班教师应详细介绍学生的情况和教学计划，接班教师应认真听取并记录，确保对信息的全面理解。

4）确认与反馈：交班教师应对其交接的内容负责，确保信息的准确性和完整性。接班教师则应对其接收的学生和教学计划负责，按照交接的内容进行教学。交接完成后，双方应签署交接确认书，并定期提供反馈，以便及时发现和解决问题。

5）交接班后的协助：交班教师在交接班后应继续协助接班教师熟悉教学环境、了解学生情况、掌握教学进度等，确保教学工作顺利进行。交班教师应及时解答接班教师在教学过程中遇到的问题，提供必要的支持和帮助。

（三）交接的监督和评估

为确保教学工作交接制度的有效实施，应建立相应的监督和评估机制。定期对交接过程进行检查，交接班的效果将作为教学质量考评的重要依据，以促进教学工作的不断改进和提高。交接班的记录和评估结果将作为教师晋升和评优的重要参考。

（四）教学工作交接制度的主要特点

1）全面性：交接内容不仅包括教学计划、教案、学生档案和教学资源，还涉及教学团队的合作方式、教学方法和技巧、学生管理策略等。

2）及时性：无论是教师个人还是团队之间的交接，都应在教学变动发生前或发生后的短时间内进行，以减少对教学进度和学生学习的影响。

3）互动性：交接过程中强调双方的互动和沟通，确保信息准确无误地传递，同时也为新教师或新团队提供了解和学习的机会。

4）交接方式多样性：除了传统的面对面会议外，还可以利用现代技术，如视频会议、在线协作平台等进行远程交接。

第二节 教学实施

教学实施是按照教学设计的要求，开展教学活动的过程。教学实施是实践形态的教学活动的集中体现，是实现教学目标的中心阶段。如果说教学设计是解决"做什么"的问题，那么教学实施解决的是"怎么做"的问题。

一、学生入科

在学生刚进入科室时，科室总带教需要进行一系列的准备工作，包括岗前培训、学生分析以及分配带教老师，制订个性化教学计划。这些步骤对于确保学生的安全、提高学习效果以及为学生未来的职业生涯打下坚实基础都是至关重要的。

（一）学生分析

学生入科时，科室总带教需要对学生的背景、知识、技能、兴趣、需求等进行深入的了解和分析，以便为不同的学生提供适合的教学方法和内容。

1）背景调查：了解学生的基本信息，如教育背景、学习经历、实习经历等，这有助于了解他们的专业基础和实际操作经验。

2）理论知识评估：通过笔试或口试，评估学生对基础医学知识的掌握程度，以及他们的临床思维能力和沟通技巧。这有助

第四章 临床护理教学实施

于了解他们的起点,从而为他们提供针对性的培训和指导。

3)实践能力考核:通过模拟护理场景或实际的临床操作,评估学生的护理技能和应急处理能力。这不仅能检验他们的实践能力,还能帮助他们在实际操作中发现自己的不足。

4)学习态度与动机调研:与学生进行一对一的交流,了解他们对护理专业的态度、学习动力以及对未来的职业规划。这些信息有助于为他们制订更符合其需求的学习计划。

5)团队协作与沟通能力考察:通过小组讨论或团队合作的活动,观察学生的团队协作能力和沟通技巧。这对于他们未来在科室中开展工作至关重要,因为他们需要与医生、患者和其他护理人员进行有效的沟通和协作。

在评估过程中,需要注意保持开放和包容的心态,尊重学生的个性差异,避免"一刀切"的评价标准;将多种评估方法相结合,以获得更全面、准确的评估结果;尽量使用客观、量化的评估方法,以确保评估结果的准确性和公正性;定期更新评估结果,以便及时调整教学策略和方法。

(二)岗前培训

1. 岗前培训目的

对学生进行岗前培训,旨在确保他们在科室中能够安全、有效地工作,提升自己的专业素养和实践能力,并为未来的职业发展奠定坚实的基础。

1)确保患者安全:岗前培训的首要目的是确保患者在接受护理服务时的安全。通过岗前培训,学生可以熟悉科室的工作流程、安全规范以及紧急情况下的应对措施,从而减少潜在的风险和事故。

2)提升护理技能:岗前培训为学生提供了一个集中学习和提升护理技能的机会。通过岗前培训,学生可以掌握更多的护理技巧和知识,提高自己的专业素养和实践能力。

3）适应科室环境：岗前培训有助于学生更好地适应科室的工作环境和工作节奏。学生可以了解科室的文化、规章制度以及与其他医护人员的协作方式，从而更好地融入团队并发挥自己的能力。

4）建立职业自信：通过岗前培训，学生可以对自己的职业能力和未来发展有更清晰的认识。这将有助于建立他们的职业自信，为未来的职业生涯奠定坚实的基础。

2. 岗前培训方式

1）理论教学：通过课堂教学、讲座、研讨会等形式，向学生传授基础理论知识，包括疾病诊断、治疗原则、药物使用等方面的知识。

2）实践操作培训：通过模拟病例、临床操作演示、技能训练等方式，让学生掌握临床操作技能和诊断方法，提高实际操作能力。

3）在线学习：利用互联网和多媒体技术，提供在线学习资源，包括视频教程、在线课程、电子书籍等，方便学生随时随地学习。

4）模拟培训：通过模拟设备和模拟场景，模拟真实的临床情况，让学生进行模拟操作和应急处置，提高应对突发事件的能力。

以上培训方式可以根据具体情况进行组合和调整，以达到最佳的培训效果。培训过程中还需要注重培养学生的职业素养和沟通能力，提高医疗服务质量。

3. 岗前培训内容

1）医院环境及科室布局介绍：为了消除学生的陌生感，使他们更好地融入临床实习，需要介绍医院的内外环境及各专业科室的布局，使学生入科前对医院和科室有初步了解。

2）法律法规学习：让学生学习《医疗事故处理条例》《护士

条例》等法律法规，列举工作中发生的典型差错事故，提出预防办法，从而强化法律观念，防止同类差错的发生。

3）科室规章制度学习：学习工作纪律制度，如值班表、交接班程序、工作时间和工作内容等方面的规定，学生需要遵守科室的工作纪律。

4）护理文书书写方法：让学生掌握正确书写护理文书的方法，这是护理工作中非常重要的一部分。

5）护理工作制度：培训分级护理制度、查对制度、值班制度、交接班制度、物品药品管理制度等各项护理工作制度，以便学生在实际工作中能够遵守这些制度，保证护理工作的质量和安全。

6）优质护理服务相关知识：让学生了解优质护理服务的指导思想、活动目标、重点内容，以提升他们的护理服务质量。

7）护理安全教育：让学生掌握护理安全的相关知识，学会在工作中保证患者和自己的安全。

8）消毒隔离与职业防护：让学生掌握常用的消毒隔离方法，能复述职业暴露防护的方法，以减少职业风险和感染风险。

9）患者心理问题识别与护理：让学生掌握患者常见心理问题的识别与护理方法，以便他们能够更好地与患者沟通，提供心理支持。

10）临床检验标本留取：让学生掌握临床常用检验标本的留取方法及注意事项，以确保检验结果的准确性。

11）健康教育方法和交流技巧：让学生学会健康教育的方法与交流技巧，帮助患者掌握卫生保健知识，树立健康观念。

以上内容通常会以多媒体课件讲解、示范案例教学法等方式进行理论培训，同时还会组织护理技术操作示教并讲授相关理论知识及与患者的沟通交流技巧。学生考核通过后方可到科室实践。

（三）分配带教老师

选择合适的带教老师对学生的成长至关重要。首先，要确保带教老师具备丰富的临床经验和教学经验，能够为学生提供有效的指导和帮助。其次，要根据学生的特点和需求，为他们分配最合适的带教老师。例如，对于沟通能力较弱的学生，可以给他们分配更注重人际交往的带教老师；对于操作技能较弱的学生，可以给他们分配更注重实践操作的带教老师。

（四）制定个性化临床实践教学任务清单

科室的临床实践教学任务清单为临床实践教学提供了一个基础框架，其中包含了学生需要掌握的基本技能和职责。然而，每个学生的学习速度、技能水平、兴趣点和专业方向不尽相同，因此，仅仅依赖这份标准的临床实践教学任务清单可能无法满足所有学生的需求。在这种情况下，带教老师的作用就显得尤为重要。他们可以通过评估每个学生的能力、兴趣和需求，根据这些信息在科室既定的临床实践教学任务清单的基础上制定个性化清单，以满足学生的特定需求。例如，对于某些在学习上表现出色的学生，带教老师可能会在他们的个性化清单中添加一些更具挑战性的任务，以进一步推动他们的技能和知识水平提高。对于在学习上遇到困难的学生，带教老师可能会在他们的清单中增加一些基础的任务或提供更多的指导，以帮助他们掌握必要的技能。此外，个性化清单的制定还可以考虑学生的专业方向和兴趣。例如，如果一个学生对科研特别感兴趣，那么他的个性化清单可能会包括更多与科研相关的任务和项目。

制定个性化清单是一个动态的过程，它需要带教老师与学生保持密切的沟通和反馈。通过定期的评估和讨论，带教老师可以了解学生的学习进展和困难，从而及时调整清单内容，确保学生能够在最适合自己的环境中学习和实践。

个性化清单的制定不仅有助于提高学生的临床实践能力，还能促进他们的自主学习和职业发展。通过选择符合自己兴趣和需求的任务，学生能够更加积极地投入临床实践中，从而取得更好的学习效果。个性化清单还能帮助学生发现自己的优势和不足，为未来的职业规划提供有益的参考。

综上所述，带教老师根据学生的个体情况和需求，在科室已有的临床实践教学任务清单的基础上制定个性化清单，是一种富有成效的教学方法。它不仅能够满足学生的个性化需求，提高学习效果，还能促进学生的自主学习和职业发展。

二、实践教学

带教老师按照临床实践教学任务清单开展教学活动，结合课堂教学、线上教学、模拟教学等。学生在带教老师的指导下，参与到真实的临床护理，通过观察和"实战"，将所学的理论知识运用于实际操作，更深入地理解和掌握护理知识，提高自己的护理技能和应对能力。

（一）临床带教

1）个性化指导：根据学生的理论基础、学习能力和兴趣特点，带教老师进行个性化指导，确保每位学生都能得到针对性的教学。

2）技能示范与指导：带教老师进行技能示范，并指导学生进行实际操作。在实际操作过程中，及时给予反馈和指导，纠正学生的错误动作。

3）床边教学：利用真实患者进行教学，让学生观察患者的病情变化、护理过程等，增强学生的实践能力和临床思维。

4）模拟教学：利用模拟病房、仿真人等教学工具，模拟真实临床场景，让学生在安全的环境中反复练习护理技能。

5）病例讨论与分析：选取典型病例，组织学生进行讨论和分析，引导学生运用所学知识解决实际问题，培养其临床思维和解决问题的能力。

6）自主学习与反思：鼓励学生自主学习和反思，通过阅读教材、网络课程等途径获取知识，并通过反思日记、小组讨论等方式分享学习心得和经验。

（二）评估与反馈

1）技能考核：定期进行技能考核，评估学生的护理技能掌握情况。考核内容应涵盖基本技能和复杂技能，确保全面评估学生的能力。

2）临床表现评价：观察学生在临床实践中的表现，包括沟通能力、团队协作能力、职业素养等方面。通过评价，发现学生的优点和不足，为后续教学提供依据。

3）反馈与指导：根据学生的考核成绩和临床表现，给予及时的反馈和指导。对于表现优秀的学生，给予表扬和鼓励；对于存在问题的学生，指出不足并提供改进建议。

（三）持续改进

1）教学总结：定期进行教学总结，回顾教学实践中的经验和教训，分析存在的问题和不足。

2）教学改进：根据教学总结结果，调整教学计划和教学方法，优化教学资源配置，提高临床实践教学的质量和效果。

3）师资培训：加强带教老师的培训，提高其教学能力和专业素养，为临床实践教学提供有力保障。

三、学生出科

学生出科指的是学生在完成了某个科室（如内科、外科、儿科、妇产科等）的临床实习或学习阶段后，顺利结束该科室的学习并准备进入下一个科室或完成整个实习。在出科之前，学生通常需要完成一系列的任务和评估，以证明他们已经掌握了该科室的基本知识和技能。如果考试或评估合格，学生就可以离开该科室，进入下一个学习阶段或开始正式的临床护理工作。

1) 出科考核：这是评估学生在特定科室学习期间所掌握的知识和技能的重要手段。出科考核通常包括理论考试和临床实践考核两部分。理论考试主要测试学生对科室相关理论知识的掌握程度，而临床实践考核则着重评估学生在实际工作中的操作技能和应对能力。通过出科考核，医院可以了解学生的学习情况，以便及时调整教学计划和方法。

2) 学生报告：学生报告是学生对自己在科室学习期间的表现和收获进行总结和反思的一种形式。在报告中，学生需要详细描述自己在科室的学习经历，包括参与的临床活动、遇到的挑战以及解决问题的方法等。此外，学生还需要对自己的学习成果进行自我评价，并提出改进建议。学生报告有助于帮助学生明确自己的学习目标和方向，同时为今后的学习和工作提供宝贵的经验。

3) 完成学习手册：学习手册是学生在科室学习期间的重要学习工具，其中包含了科室的基本知识、操作技能和护理流程等内容。在完成学习手册的过程中，学生需要认真学习并掌握手册中的知识，还需要在实践中不断应用和巩固所学内容。完成学习手册有助于学生系统地掌握科室的相关知识和技能，提高临床实践能力。

出科并不意味着学习结束，而是标志着学生进入了新的学习阶段。在每个科室的学习过程中，学生都会接触到不同的疾病和患者群体，需要不断学习和适应。通过不断地实践和学习，他们将逐渐成为一名合格的护士，为患者提供高质量的护理服务。

第三节 教学反思

一、教学反思的概念

教学反思是指教师在教学活动结束后，对自己的教学方式、方法和效果进行深入的思考和分析的过程。它是一种自我评估和自我反省的方式，旨在帮助教师更好地理解自己的教学行为，找出教学中存在的问题，提出改进措施，是教师专业成长和教学质量提高的重要手段。通过反思，教师可以不断改进自己的教学行为，提高教学效果，更好地适应学生的需求和教学环境的变化。同时，教学反思也是教育教学改革的一个重要方面，有助于促进教学模式和方法的创新和发展。

在教师专业发展中，教学反思是教师着眼于自己的教育活动过程，对自己的行为、决策以及由此所产生的结果进行审视和分析的过程。教学反思是教师主动关心自己教学行为的目的、结果、手段、效率的行为，是不断控制、评价、修正自身实践行为的过程。教学反思能力主要由自我监控能力和教学监控能力两大部分构成。

具体讲，反思包含两层含义：一是教学实践中的反思，二是学习过程中的反思。教学实践中的反思是一个持续不断的过程，它要求教师对自己的教学方法、策略，学生的反应以及教学环境进行反思复盘。这种反思有助于教师更好地理解教学过程中的优点和不足，从而做出适当的调整，以提高教学效果。学习过程中的反思包括两个方面：一是通过学习教育教学文献，动用所学到的理论，重新审视自己过去的某些固有观念、想法及教学行为，找出差距、寻出原因、拿出对策，再把自己的思考和分析写出来，以利于改进今后的教学。二是要加强教师之间的交流，听同行或专家的课，课后将自己听课中最重要的收获、看法梳理出来，寻找到适合自己的经验知识。

总之，教学反思就是"回顾教学—分析得失—查出原因—寻求对策—以利后行"的过程。教学反思是教师专业成长的重要机制，是教师专业发展的有效途径，更是教学实践的必要环节。

二、教学反思的类型

孔子曰："学而不思则罔，思而不学则殆。"这句话用在教学工作中也有深刻的借鉴意义。教学目标是否达成、教学情景是否和谐、学生学习积极性是否被调动、教学过程是否得到优化、教学方法是否灵活、教学手段优越性是否得到体现、教学策略是否得当、教学效果是否良好等都需要"思"的内容。教学反思是教师对自己亲身经历的教育教学过程的思考。教学反思的类型如下。

（一）按反思的时间分为教学前反思、教学中反思、教学后反思

1. 教学前反思

教学前反思主要依据经验，有利于对教学过程的合理设计。这一环节要求教师在对前一阶段教学工作中的信息收集、分析和总结的基础上，运用已有教学经验，借鉴他人教学中的长处，以局外人的身份对自己的教学准备、设计过程和结果进行分析，通过充分酝酿，反复比较、选择，优化教学设计。

2. 教学中反思

教学中反思主要依据学生的反馈信息，有利于教师及时、自动地调节自己的教学过程。这要求教师努力提高自己的教学监控能力，面对课堂复杂的、动态的情况，能够敏锐地洞察，迅速地做出判断，发现问题，及时调节、修正，创造性地解决问题。

3. 教学后反思

教学后反思主要依据在教学过程中获取的新信息，是对某一教学活动或某一阶段教学活动结束后进行的反思总结，有利于教学经验理性化。教师在教学活动结束后，对教学的整体结果进行归因和评价，通过自述回忆、模拟等形式及时地总结经验，收集自己在教学活动中的信息，深入细致地探讨教学中存在的问题。通过不断反复地实践、反思、总结、概括，逐步提高教学水平。

（二）按反思的对象分为纵向反思、横向反思

1. 纵向反思

纵向反思即把自己的教学实践作为一个认识对象放在历史过程中进行思考和梳理，同时不断地获取学生的反馈意见，并把它作为另一个认识对象进行分析，最后把两个具体的认识对象放在一块儿整合思考。通过分析、归纳、比较、总结，达到温故知新之效。

2. 横向反思

横向反思需要跳出自我来反思自我。跳出自我就是经常开展听课交流，研究别人的教学长处，通过学习比较，找出理念上的差距，解析手段、方法上的差异，学习他人之长、补自己之短，从而提升自己的教学质量。

（三）按反思主体的人数分为个体反思、集体反思

1. 个体反思

个体反思指教师对自己和他人的某一节课、某一教学单元、某一阶段的教学活动进行梳理、整合、分析、总结，以便及时发现问题并予以纠正。

2. 集体反思

集体反思指教师与同事一起观察自己的、同事的教学实践，与他们就实践问题进行对话、讨论，是一种互动式的活动。它注重教师间的成功分享、合作学习和共同提高，有助于建立合作学

习的共同体。

三、教学反思的内容

（一）反思教学态度

当今社会竞争激烈，教师面临的压力与日俱增，不少教师出现了心理健康问题。对教师个人而言，关键在于调整自己的心态，学会自我心理保健的方法。因此要注意反思自己的教学是否简单、粗暴，没有耐心；教学是否缺乏激情、平淡无奇；是否过分看重学生分数，而不注重学生学习过程等。总之，反思自己是否有平和的心态。

（二）反思教学观念

教师的教学观念先进与否，将直接影响其教学效果。教学观念决定教学行为。如果一个教师的教学观念陈旧落后，而工作热情又很高，那么对学生造成的伤害往往就更大，正是"好心办坏事"。因此，当学生不喜欢上课时，教师首先要反思自己的教学观念是否落后于时代需要，是否仍然视学生为接受知识的"容器"，是否激发了学生的自主性、创造性。

（三）反思教学过程

好的教学方法与技巧能对学生产生一种吸引力，激发学生的思维，使学生在不知不觉中接受教育。"填鸭式"教育虽然也能使学生了解知识，但效果不佳。因此，教师要对自己的教学方法和技巧进行反思。关键是看教师的教学方法和技巧运用是否得当，是否符合教学目标、学生的思维和年龄特征以及教师自身的实际情况等，尤其要看是否贯彻了以教师为主导、以学生为主体的教学思想。

（四）反思教学效果

1. 反思学生"学"的效果

如学生技能训练效果是否达到标准，学生思考的时间是否充裕，学生学习的形式是否丰富，学生学习的质量如何，学生学习兴趣是否被激发起来了，学生的积极性、主动性、独立性、创造性、合作性是否有所体现等。

2. 反思教师"教"的效果

如所教内容是否明确，是不是学生需要的、不懂的、不会的、难以把握的内容，教学目标是否符合课程要求，所选教法是否妥当，是不是因材施教、因课而导，教学语言是否准确、精练等。

3. 反思教师处理教材的效果

如对教材中新旧知识的联系处理是否自然，对部分教材内容的排列调整是否科学，对教材内容的增添与删减是否科学合理等。

四、教学反思的方法

教学反思的具体方法很多，主要有以下几种。

（一）撰写教学日记，增强反思自觉性

教学日记是教师把教学过程中的一些感触、思考或困惑记录下来，并在此基础上对其进行分析，以理清思路、提高认识、改进教学的一种方法。日记的内容是教师经过教学实践后回顾、反思、总结出来的，可以是教学的亮点，也可以是教学的不足。教师撰写日记的过程也就是反思教学的过程，是教师创造性地理解和认识自己的教育教学行为，力图不断更新教育理念，改进教学工作的过程，是教师步入反思境界的有效途径。

（二）倡导教师间对话，构建反思共同体

反思活动不仅仅是一种个体行为，它更需要群体的支持。一个人的能力毕竟有限，如果其他教师参与讨论、共同分析，提供"不同意见""多种声音"，形成反思共同体，将有利于教师借助集体智慧，不断明晰自己的思维，矫正理解的偏颇，激发更多的创意，从而提升理论水平、改善教学行为。

教师个体可以以中心发言人的形式，将自己对某一问题的思考与解决过程坦诚地展现给小组的其他成员，在充分交流、相互提问的基础上，反观自己的意识与行为，从而进一步加深对自己的了解，并了解和借鉴其他人的不同观点。

（三）加强理论学习，提升反思能力

教师工作需要经验的积累，也需要理论的指导。理论的学习和思考，有助于教师真正理解教学意义，启迪思想，增强理性智慧，改进教学实践。

为更好地进行教学反思，教师必须加强教育理论学习，以帮助改进自己的教学实践，更好地理解自己的教学行为，为自己提供看待事物的多种观点。

（四）开展行动研究，拓展反思深度

教育中的行动研究就是反思实践者在具体的、真实的、不确定的教育情境中不断框定问题并解决问题，以改善教育实践的过程。

通过行动研究，教师从技术理性转移到审视教学过程，将注意力从教学技能转移到批判性地思考教学实践和其中蕴含的原理以及替代方案，不再只依据课本进行教学，而是更加关注后果和教学情境中的问题（如学生的需要），更加关注策略、方法以及模式的恰当运用。在此过程中，教师在真实的教学情境中通过反思获得个体性的实践知识，增强对教学的深入思考；深化对教师角色的认知；增进对理论、观念与实践之间差距的认识；更加关注学生，对学生需要的感知更加敏锐。长此以往，行动研究将帮助教师养成理性反思的行为习惯。

（五）征求学生意见，提高反思效果

学生尽管是受教育者，但他们对教学有着自己独到的见解。他们从自己的实际需要、兴趣出发，对教学方法、教学内容、教学进程、课程安排及课堂组织形式等进行评价。这对于教师清楚

地认识教学上的闪光点与不足、深入地了解学生的真实感受和需要是非常有意义的。

教师在课后要注意深入学生当中，以特定的问题与学生进行沟通和交流，找出实际存在的问题，把握学生的学习程度，了解学生的知识结构，制定出切实有效的教学预案，从而提高教学反思的效果。

第五章　教学质量管理与教学评价

第一节　教学评价概述

一、教学评价的相关概念

教学评价（teaching evaluation）是对教学活动质量所做的测量、分析和评定。它是在评价理念的指导下，以教学目标为依据，运用可操作的科学手段，通过有效系统地收集有关教学的信息，依据一定的标准对教学活动的过程和结果做出价值判断的过程，为评价对象的自我完善和有关部门的科学决策提供依据。教学评价的内容是多方面的，教学过程的每一个环节和步骤都可以开展评价，如教学目标、教学过程、教学方法、教学内容设置、教师教学质量、学生认知、技能与情感发展等。

护理教学评价指以护理教学目标为依据，对教学过程和教学效果进行价值的判断，其目的是保证最大限度地实现护理教学目标，提高护理教学质量，以及对评价对象做出某种资格证明。护理教学评价一般包括对护理学教师教学能力及效果的评价，对学生学习能力及效果的评价，对教学安排、教学方法改进以及组织机构运行的评价等。评价者依据一定的评价标准或者评估指标体系，对评价对象是否达到护理教学目标做出价值判断，如不合格、合格、良好、优秀等，必要时总结经验教训，分析原因和症结，提出可行有效的整改和补救措施等，以此促进教学质量的提高。

二、教学评价的功能

教学评价是教学活动的重要环节和重要组成部分，也是科学指导教学工作不可缺少的途径。科学正确的教学评价，能促进教学质量的综合提升。因此，教学评价对整个教学意义重大，其功能主要表现在以下几个方面。

（一）诊断功能

通过教学评价，可以确定学生学业发展水平、教师教学工作水平，获取教学有效性的证据，进而进行教学质量诊断与监测。教学是否有效、学生发展水平如何、在教学中存在什么问题、课程计划是否合理、教材选用是否合适等，都可以通过教学评价进行诊断。可见，教学评价如同身体检查一样，是对教学活动进行科学严谨的诊断。

（二）激励功能

经验和研究表明，在一定限度内，教师的表扬、测验、奖惩措施等，可以提高学生学习的积极性。经常性地进行记录成绩的测验，对学生的学习动机具有激励与强化作用。同样，适度的评价也可以调动教师教学工作的积极性，使其明确取得的成绩和需要努力的方向，激发教师进一步反思与研究教学，以提高教学水平。

（三）调控功能

教学评价得出的信息，可以使师生明了自己教与学的情况。教师根据反馈信息，可以修订教学计划、调整教学行为，从而更有效地开展教学活动，以达成教学目标，使教学过程中的不良行为得到控制。调控功能指护理教学评价对护理教学活动进行调节和控制的能力。依据护理教学目标编制评价指标体系，在评价中对护理教学活动进行全面检测，获得信息，并做出目标达成度的判断，不断反馈给教育者和教学管理部门，使其采取有针对性的措施进行干预。对积极倾向给予表扬和肯定,对消极倾向给予否定和批评,甚至惩罚,从而调节教学活动,使其不断修正,实现良性循环,达到护理教学目标所设定的要求。

（四）导向功能

教学评价是指向教学目标任务的辅助手段。评价者所采用的评价标准,对于评价对象来说具有指挥棒作用。评价对象按照评价标准去努力调适,事实上就把评价者的教学理念和指导思想贯穿到了具体教学中。如果评价者所选择的标准科学、恰当、合理,就会对教学产生正面的导向作用;反之,就会带来误导。护理教学评价可通过以评价目标、指标和内容体系为核心的导向机制的引导,为教师和学生指明教与学的努力方向,使教学工作不断完善。例如,在护理教学中发现学生比较重视理论学习而轻视技能训练,可采用在毕业评价时增加技能操作考试成绩比例的方法,使学生在实习中重视基本技能的训练,达到培养目标。因此,护理教学评价通过以形成性评价为主的评价方法体系,使教与学的行为通过评价不断接近目标直至达到目标。为了更好地发挥教学评价的导向功能,就必须依据教育目标制定科学、恰当的评价内容和标准。

（五）发展功能

教学评价不仅可以诊断教学过程中的问题,而且能够肯定和强化先进的教学思想和有效的教学方法,使其得到进一步扩充和提高,同时使存在的问题获得解决,促进师生共同发展。

（六）鉴定功能

护理教学评价具有判断评价对象是否合格、优劣程度、水平高低等的功能,主要是通过总结性评价来实现。通过一定的评价标准,判断评价对象是否达到、在多大程度上达到所规定的标准。教学评价结果常常是学生学业考核和教师工作考核的重要依据,可作为认可性的评定和资格鉴定,也可作为评优和评先进的参考。

三、教学评价分类

(一) 按评价目的、作用和时间分类

1) 诊断性评价（diagnostic evaluation）又称准备性评价，是护理教学活动开始之前进行的评价。它主要是对教学资源、教学设施设备、教师资源及学生教育背景的各方面情况做出评价。如通过教学资源、教学设施设备、教师资源评价，可以了解医院开展教学工作前的准备情况。通过对学生教育背景的评价，可以了解学生是否具有新的教学目标所必需的知识和能力，有利于护理教学计划和教学内容的安排或因材施教。此外，还可以在新的学习阶段或学习新章节前进行诊断性评价，通过考核了解学生进入下阶段学习的准备情况，确定原有基础，发现学生存在的问题及原因所在，以便制订适合学生特点的护理教学课程计划和选择适当的教学方法。

2) 形成性评价（formative evaluation）又称过程评价，是在护理教学过程中进行的评价。目的是及时了解护理教学进展情况，发现教学方法、计划和教学进程的问题，及时反馈，通过调控促使教学不断完善。形成性评价多用于教学内容、方法的改进和了解课程计划的执行情况和教学管理情况等。如在教学过程中召开由学生、教师、学生管理人员和教学管理人员参加的教学联系会，对前一阶段教学情况做出评价，并结合学生考核的情况，找出前一阶段教学中存在的问题，及时反馈，调整教学方法和内容，改进教学。

3) 总结性评价（summative evaluation）又称终结性评价，是在相对完整的教学阶段结束时对护理教学目标实现的程度做出的结论性评价，如期末考试、毕业考试等，一般涉及的内容较广泛，概括程度较高。

（二）按评价的基准分类

1）绝对评价（absolute evaluation）又称标准参照性评价（criterion referenced evaluation），是以某一预定的目标为客观参照点（如护理教学目标），寻求评价对象达到客观标准的绝对位置的评价。绝对评价的标准在评价对象集合的外部。它不以区分个体之间的差异为目的，不是区别评价对象学习程度上的差异，而是评价其是否达到了客观标准要求及达到的程度。其优点是可以使评价对象明确自己和标准之间的差距，激励其努力上进。缺点是客观标准的制定很难做到绝对的科学合理。

2）相对评价（relative evaluation）又称常模参照评价（norm referenced evaluation），是以评价对象群体的平均水平为参照点，确定评价对象在群体中的相对位置的一种评价方式。其目的不在于判断评价对象达到理论目标的程度，而在于判断评价对象在该群体中的相对位置，以区分评价对象学习的优劣。它采用相对评分方法，常被用来评定评价对象优劣和选拔优秀人才。相对评价的优点是可使每个评价对象明确自己在群体中的位置，激发竞争意识。但由于评价标准来自评价对象群体，造成评价过程中缺乏客观的评价标准，不能反映评价对象学习达到教学目标的程度，不利于师生利用考核的反馈情况调整教学，需要与其他评价方式结合使用。

3）个体内差异评价（individual referenced evaluation）是以评价对象群体中的每个个体的过去和现在相比较，或者将一个个体的若干侧面相互比较。如可把评价对象的期中考试和期末考试成绩进行比较；也可从理论知识、技术操作、职业情感态度等多个方面来综合考查评价对象的专业学习表现，以了解评价对象的优势和不足。其优点是充分体现尊重个体差异的因材施教原则，并适当减轻了评价对象的压力。通过个体内差异评价，可使评价对象对自我的学习发展情况有一个全面的了解并能进行适当的自我调节。

四、教学评价的主体

教学评价的主体呈现出多元化的特点，这有助于更全面、客观地评估教学质量和学习效果。以下是对多元化教学评价主体的详细阐述。

（一）主管部门

主管部门（如国家卫生健康委员会、地方卫生健康局等）负责监管医院的整体运行和护理质量，包括临床护理教学。制定护理教育的相关政策、标准和规范，对医院的护理教学质量进行监督和评估。主管部门可以通过定期或不定期的检查、评估活动，确保医院临床护理教学符合国家标准和要求。

（二）医院领导

医院领导（如院长、副院长、护理部主任等）在临床护理教学评价中起着重要的作用。制定医院内部的护理教学计划和评价标准，推动护理教学体系的建立和完善；关注教学评价的结果，及时调整教学策略，提升教学质量。

（三）专家团队

专家团队通常由具有丰富临床经验和教学经验的护理专家、教授等组成。对医院的临床护理教学计划、课程内容、教学方法等进行评审和指导，确保其科学性和实用性。专家团队还可以参与教学评估活动，提供专业性的意见和建议，帮助医院不断改进教学质量。

（四）学生

在医院临床护理教学评价中，学生（包括实习生、进修护士等）是重要的评价主体之一。学生通过自我评价和反馈机制，对教师的教学质量、教学态度、教学内容等方面进行评价。学生的评价能够反映教学过程中的实际情况和存在的问题，为教学改进提供重要的参考依据。

（五）同行

同行评价是指医院内部或外部的护理教师、护理管理者的相互评价。通过听课、观摩、交流等方式，对同行的教学过程、教学效果等进行评价。同行评价有助于教师之间相互学习、相互促进，共同提升教学质量。

（六）自我评价

自我评价是教师和学生自我反思、自我提升的重要方式。教师通过对自己的教学过程、教学效果等进行自我评价，发现自身存在的问题和不足，制定改进措施。学生则通过自我评价了解自己的学习状况，明确学习目标和努力方向。

第二节　教师教学工作评价

教师教学工作评价是教学评价的重要组成部分。它不仅是促进教师成长的重要手段，而且可以通过评"教"来改进"学"，促使教学活动最优化，提升学生学业及能力水平。

一、教师教学工作评价的概念

教师教学工作评价有广义与狭义之分。广义的教师教学工作评价是指对教师整个学校教学工作范畴的综合评价，包括课堂教学、师德建设、德育工作、教学科研等。狭义的教师教学工作评价是指根据一定的课程目标与标准，运用恰当、有效的评价工具和途径，对教师的课堂教学活动进行系统检测，并评定其价值及优缺点以求改进的过程。下面主要介绍狭义的教师教学工作评价。

二、教师教学工作评价的内容与标准

教师教学工作评价涉及的内容很多，教学目标是否明确、教

学内容是否恰当、教学组织过程是否严密、教学方法是否恰当等,都在评价之列。具体来说,教师教学工作评价应主要考虑以下几个方面。

(一)教学目标

好的教学目标:一是清晰具体的,可作为评价的基本要素,能够与教学目的相区分,不笼统含糊;二是全面适当,能把知识、技能、能力、品德等都体现出来,适合学生和教学实际;三是具有可理解性和可操作性,使学生知道应该学什么和怎么学。

(二)教学内容

教学内容应体现以下几个方面:一是知识呈现方式恰当,能帮助学生清晰理解;二是要具有科学性和思想性,能准确地揭示事物的特征,能培养学生的情感态度价值观,具有促进学生发展的功能;三是能调动学生已有的生活经验和知识基础,通过同化和顺应的方式改变学生的认知结构,促进智慧生长。

(三)教学方法

一是教法得当,讲解清楚,示范正确,练习设计合理;二是方法得当,使学生能主动学习,合理运用研究性学习、合作学习来解决问题;三是教学活动节奏恰当,点面结合,活动方式具有趣味性。

(四)教学手段的运用

一是要科学、恰当,处理好传统教学手段与现代教学手段之间的关系;二是能结合现实教学设备与条件,灵活选择和运用,有效完成教学过程;三是要与时俱进,不断提升信息技术素养,开发、应用现代教学技术。

(五)教学过程的组织

一是组织形式恰当,每个学生都能参与教学活动,都能受到教师的关注;二是师生积极性高,使教师和学生都能体验到快乐,具有浓厚的兴趣,积极完成教学任务;三是对课堂中的问题行为处理得当，课堂活而不乱，管理方法得当。

（六）师生互动

师生关系融洽和谐，民主开放，有利于学生创造能力的培养。教师热情、真诚、民主，能真实、平等地与学生进行交流和对话。良好的师生关系不仅能提高教学效果，本身也是一种教育的手段。

（七）教学效果

教学效果的评价主要依据教学目标。一是应确定是否达到目标、完成任务，同时要通过学生的反应，考查目标是否合理，以对整个课堂教学做出全面评价。二是学生思维活跃，学习气氛热烈，学生受益面大，不同程度的学生在原有基础上都有进步，达成知识、能力、思想情感目标。三是学生学得轻松愉快，积极性高，当堂问题当堂解决，学生负担合理。

三、基于不同评价主体的教师教学工作评价

当前，教师教学工作评价强调评价主体多元化，是教师群体、学生群体、教学行政部门、专家群体等一切与教学工作有关的人员都参与的综合性评价。由于不同的主体各自的需求与立场不同，评价内容与重心可能存在差异，因此，从单一的视角开展教师教学工作评价，往往难以对教师教学工作做出客观公正、全面综合的评价。评价主体的多元化能够提供更广泛、更真实的评价信息，有助于消除偏见、歧见。多角度、全方位地评价教学质量，还能增强评价各方的责任感和自信心。

（一）教师自评与同行评价

教师对自身教学工作进行评价，有助于增强教师的主人翁意识，提高教师教学工作评价的有效性和可靠性，使评价成为教师自我反思、自我改进、自我教育的过程，成为教师专业发展的重要途径。教师自评一般通过三种渠道进行：一是根据其他教师对

自己的评价来评价自己，二是通过与其他教师的比较来评价自己，三是通过自我分析、自我反思来评价自己。

同行评价是指由教研室或学校其他教师对教师教学工作做出评价。其优势在于，参与评价的教师相互之间比较了解，对本学科的教学目标、意图、内容、方法以及师生具体情况等比较熟悉，因此做出的评价符合实际情况，有利于教师之间相互学习与交流，有利于提高教师队伍的整体教学水平。同行评价一般采取教案诊断、课堂听课等形式。

（二）学生评价

学生是教学活动的"第一主角"，是发展性主体。参与教学活动的学生，每天积累经验、体验与收获，是评价教学质量的关键。因此，学生也应作为评价主体，对教师的教学工作发表意见。必须重视学生群体参与教师教学工作评价的意义及其在教学评价中所占的分量。

（三）教学管理部门评价

教学管理部门是制定教学标准、目标、计划的主体，因而也是教学评价的重要主体。从宏观上看，教学管理部门行使医院教学管理教育的权利，有权对教师教学工作进行评价。教学管理部门评价是一种自上而下的评价，具有权威性。教学管理部门主要通过课堂听课、检查教案和学生学习、召开师生座谈会、考核评估教师工作等形式，了解学校及教师的教学质量、学生发展水平并做出评定。教学管理部门的评价要遵循一个原则，即评价要实事求是、公正、公平，不能凭主观印象仓促下结论，否则会打击教师教学工作的积极性，影响教师教学工作的开展。

第三节 学生学业评价

学生学业评价指根据一定的标准，运用恰当、有效的工具和途径，对学生的学习水平进行价值判断的过程，是衡量教学效果的主要指标。

一、学业评价的依据

（一）教学目标

一般来说，教学目标是学生学业评价的主要依据。护理课程计划规定了护理学专业培养目标，是针对整个课程体系的要求，课程标准则规定了每门课程应达到的目标，因此，具体来说，护理课程计划中的培养目标和课程标准是学生学业评价的主要依据。但课程标准还是比较抽象的，必须将其具体化，使课程标准所规定的目标转变为具体的、可测量的、可操作的形式，如分解为试题和指标的形式，组成试卷或指标体系。例如对护理学生进行学业评价时，可从认知、技能和情感态度三方面展开；在对护理学生认知领域进行考核时，可从识记、理解、应用三个层次来编制试卷。

（二）评价目的和内容

不同的评价目的决定不同的评价类型。如以了解学生学习前的知识技能准备情况为评价目的，或者要分析学生学习困难的原因，应采取诊断性评价；要了解教学过程中学生学习的情况，可以采取形成性评价；如果要了解一段时间以来学生学习的状况，则可以采取总结性评价。同样，不同的评价内容决定不同的评价方法。如对学生认知方面学习的评价，笔试是最常用的方法；对学生情感态度方面的评价，可运用观察、问卷、访谈等方法；而对学生学习技能方面的评价，则可运用操作考核、口试等方法。

二、学业评价的方法

（一）考核法

考核法（assessment method）是以某种形式提出问题，由考生用文字（笔试）或语言（口试）予以解答，并依此做出质量判断。由于它能按评价目的有计划地进行预定的测量，故针对性强，应用普遍。在高等院校，考核法可分为考查、考试、答辩三种方式。

1) 考查属于定性方法，对一些事物的认识，有时无法或不必做定量分析，因此对于无法定量考核和不必定量考核的课程，往往采用考查的方式，如附属于理论的实验、实习、选修课等。形式有课堂提问、作业、实验报告等，有时也采用试卷的形式来考查。常用及格或不及格、通过或不通过表示。

2) 考试是护理院校评定学生学业成绩的主要形式，是对学生的学习效果的定量分析，一般采用百分制评定成绩。考试根据形式分为笔试、口试、操作考核等；根据答卷的要求分为闭卷考试和开卷考试；按考试的时间可分为期中考试、期末考试等。各种考试形式各有特点和优缺点，分别适用于不同目标、不同内容的考核。一般考核知识和智力多用笔试，考核口头表达能力及应变能力用口试，考核操作技能多用操作考核。

（1）笔试：将事先编制好的试题印制成试卷，考生按照规定的要求在试卷上作答，主考教师根据评分标准统一判卷评分。笔试有开卷和闭卷两种。

优点：①一次考核试题量大、涉及面广，考核学生知识掌握的深度、广度及运用知识的能力，其信度和效度较高；②大批考生同时应试，费时少、效率高；③考生心理压力相对小，较易发挥正常水平；④学生考核试题相同，教师便于掌握评分标准，可比性强。

缺点：①无法考查学生的口头表达能力、操作技能及在压力下的应变能力；②考生有可能凭借猜测或作弊得分。

由于笔试简便易行，作为测评学生成绩的方法其应用最为广泛。护理学专业的考试试题一般可分为两大类，即主观题和客观题，两类试题又各自分为不同类型。

（2）口试：通过师生对话的方式对学生进行考核。一般先由主考教师提出问题，再由学生针对问题做出回答。口试中，主考教师可要求学生做出补充说明或澄清，学生亦可为自己的答案辩护。最后由主考教师根据学生提供的答案质量给予评判。

优点：①学生当场回答问题，能够考核出学生对所学知识掌握的熟练程度、思维敏捷性及口头表达能力；②主考教师能够通过连续发问，及时搞清学生回答中表达不清的问题，提高考核的深度和清晰度；③能够考查学生的个人特征，如气质、性格和在外界压力下的应变能力；④学生不易作弊。

缺点：①只能逐个对学生进行考核，不能同时考核学生群体，费时、效率低；②每个学生的考题不同，评分标准难以保持一致，并易受主考教师个人偏好的影响，考试信度较差；③学生面对主考教师往往精神紧张，影响思考过程，难以发挥原有水平。

（3）操作考核：考核学生操作技能的专门方法。

3）答辩是一种更为互动和动态的评估方式，通常用于评估个体的学术成果、研究能力或专业能力。在答辩过程中，学生需要向评价者展示自己的研究成果、项目成果或专业能力，并回答评价者提出的问题。答辩不仅考验学生的专业知识和表达能力，还考验其应变能力和逻辑思维能力。采用这种方式能够更深入地了解学生的专业素养和研究能力，有助于发现其学术或专业潜力。

（二）观察法

观察法（observation method）是对评价对象在自然状态下的特定行为表现进行观察、考察分析，从而获得第一手事实材料的方法。观察法最适用于了解评价对象的行为、操作技能、情感反应、人际关系、态度、兴趣、个性、活动情况等，可采用叙事记录、行为描写、查检表、评定量表等方式记录观察结果。在护理教学评价中，对操作技能、临床见习、实习的考核等都要以观察法为基础。观察是在现场进行的，具有直接感受性、真实性和客观性。观察法的缺点是依赖观察者的能力和心理状况，会因主观因素的干扰而导致失真，而且资料的记录和整理比较难以系统化。

（三）问卷法

问卷法（questionnaire method）是以精心设计的书面调查项目或问题，向评价对象收集信息的方法。问卷法也是教学评价中常用的方法之一，它具有效率高、便于进行定量分析等特点。根据回答问卷的方式，问卷可分为封闭式（结构式）问卷和开放式（非结构式）问卷两种。封闭式问卷提供备选答案，供评价对象选择或排序；开放式问卷则要求评价对象写出自己的情况或看法。在实际运用时，这两种方法常常结合起来，以封闭式问题为主，辅以若干开放式问题，以便收集到更加全面、完整的信息。目前，在护理教学中对护理学生的情感态度、兴趣、动机、职业认同感、人文关怀品质等方面的评价，较多采用量表式问卷法。

（四）访谈法

访谈法（interviewing method）是通过与评价对象进行交谈而获取有关信息的方法。访谈法与问卷法同属基本的调查方法，能有效地收集评价对象在学习态度、需求、观点等方面的资料信息。根据评价对象的人数不同，访谈法可分为个别访谈和集体访谈（座谈会）。访谈法实施程序比较灵活，适用于评价对象较少的场合，便于双向交流信息。但访谈法对评价对象的要求较高，访谈者的特性（价值观、偏好、交谈方式等）会影响评价对象的反应。此外，对访谈结果的处理和分析也比较复杂。

（五）自陈法

自陈法（self-report method）是评价对象根据一定的标准对自己进行评价，即通常的自我鉴定。自陈法有利于全面收集信息，形成准确的判断；有利于促使评价对象自己主动去寻找问题、自我完善。此方法作为学生自我调整学习计划的手段，易收到良好的成效，但要防止出现误差。一般说来，自我评价可能有偏高的倾向，故需与他人评价相结合，以弥补自我评价的不足。

三、学生临床护理能力的评价

护理学是一门实践性很强的学科。一名合格的护士不仅要掌握护理学的基本理论、知识和技能，还要能灵活运用所学知识技能，从事临床护理实践工作。因此，学生临床护理能力的考核与评价是护理学专业学生综合素质的一个重要内容。

（一）临床护理能力评价的范围及内容

临床护理能力是运用知识和技能解决临床护理问题的能力。对于护理学专业学生来说，临床护理能力包括护理技术操作能力、批判性思维能力、沟通能力、整体护理能力、临床决策和解决问题能力。这些能力的培养贯穿整个护理学专业教育过程，教师在教学中可以分阶段对学生进行评估考核，按照各阶段特点确定相应的评价内容。

1）课程教学中专项技能达标考核：这是对学生临床操作技能进行形成性评价的阶段，由各任课教师及带教老师在教学中逐项实施，负责落实，如基础护理操作技能、心肺复苏技能等。

2）实习前强化训练及考核：学生虽然经过了前一阶段的学习，但随着时间的推移，有些操作又变得生疏。为了使学生进入实习医院后能较快地适应临床护理工作，在实习前可集中进行护理操作技能强化训练及考核。这一阶段的训练及考核，可以促使学生温习所学的内容，熟悉操作技能，并且能提高学生进入实习状态的自信心。

3）实习出科考核：通常安排在各科室实习的最后1周进行，考核的内容除基础知识、基本技能以外，还可增加一些专科护理技能，并有计划、有针对性地进行考核。这样经过各科室的轮转后，学生经历了分科、分项考核，在护理操作技能上又上了一个台阶。

4) 毕业综合考核：在护理学专业学生实习结束，即将毕业的一段时间里，要对学生进行全面的护理技能考核，尤其突出整体护理能力的考核。学生经过系统的临床实践，认知水平与操作技能已有很大提高，考核内容应将临床知识、操作技能、态度融为一体，旨在对学生的专业理论水平、沟通能力、分析判断能力、解决问题能力、操作能力、护理文书书写能力、健康教育能力等方面做综合评价。

（二）临床护理能力评价的方法

1) 观察法：通过观察学生的临床护理行为表现来做出评价，如学生的临床护理能力、护患沟通能力、工作态度等。一般由学生所在实习科室的带教老师和护士长负责实施。可采用叙事记录、查检表、等级评分表等方法，对于护理学生在临床工作中自然表现的行为、态度和思想等进行及时、全面、客观的描写记录和评定。为了保证观察法的教学评价效果，应事先合理设计观察项目、记录要求及评分标准等。此外，评价者要动态、长时间地对学生进行综合观察后才能做出比较准确可信的评价结果。

2) 床边考核法：床边考核法是临床护理技能考核常用的方法，常利用临床实际病例进行，一般在实习出科考核和毕业综合考核中实施。通常由考核组指定患者，学生必须完成规定的护理项目，如健康评估、护理技术操作等，然后由主考人结合考核提纲或要求针对临床病例或情境进行适当提问，最后根据学生的具体表现做出评定。这种考核方法的优点：主考人既可以在真实的临床护理情境考查学生实际的临床护理操作能力、护患沟通能力、爱伤观念等，也可结合患者的实际问题灵活有效地考核学生的临床思维能力、对临床护理问题的认识判断、总体反应性以及区分轻、重、缓、急的能力。其缺点：缺乏标准的考试环境，考核项目受病种、患者、时间和地点等因素限制，造成学生之间的评价无绝对可比性。另外，大批量学生考核时，难以选择到充足的满足考核要求的合适病例和主考人，有时评分也容易受到主考人主观因素的影响。

3）模拟考核法：模拟考核法是应用模拟患者和模拟临床情境对学生进行考核的一种方式。模拟患者可以是学生自己扮演的患者、人体模型，也可运用高仿真模拟患者或者标准化患者来代替临床上真实的患者。评价者事先应根据考核目的创设接近临床实际情况的临床模拟情境或案例，尽可能地保证考核的标准化。同时，应对考核项目、要求、答案和评分等进行统一规定，使考核相对客观和公平。为了提高考核的有效性，考核组织人员需要对模拟患者进行专门的训练，使之能更加准确地表现出真实患者的实际临床问题，有时标准化患者也可作为评价者，参与对学生临床护理能力的考核。目前，此种考核方法已被越来越多的护理院校所采用，不仅可用于护理专业课程中对学生的评价，也可用于毕业前的专业综合考评。

4）客观结构化临床考试（objective structured clinical examination，OSCE）：OSCE 由英国邓迪大学的 Harden 等于 1975 年提出。OSCE 提供一种客观的、有序的、有组织的考核框架，每一个医学考试机构可根据自己的教学大纲编制相应的考核内容与考核方法，其基本思想是"以操作为基础的测验"，客观评价学生的临床技能和态度。目前 OSCE 在国内外医学教育中得到较广泛的应用。OSCE 由一系列模拟临床情景的考站组成，分为标准化患者站点和非标准化患者站点，学生在规定的时间内依次通过各个考站，并获得测试成绩。测试内容包括收集病史、体格检查、运用诊断性辅助检查、诊断能力、决策能力、执行能力、沟通能力、实操能力、协作能力、职业态度等。

5）综合评定法：往往在组织学生毕业考核时采用。评价者首先要根据培养目标和有关护理学专业学生临床护理技能的总体要求，拟定评价指标体系。由教师、临床护理专家组成评价小组，依据评价指标体系的要求，综合采用定量与定性方法、观察法、床边考核法等，对学生的临床技能做出综合评判，判断学生是否达到培养目标要求、能否毕业。这种方法的优点是对学生的评价比较全面；缺点是组织比较费时费力，评价结果受到主观因素的影响。根据多元智能理论与多元教学评价方法的应用原则，临床护理能力评价宜采用多种评价方法，从多重角度、各个阶段进行评价，实现评价主体的多方参与，注重学生自我评价、自我改进能力的培养。不管采用何种评价方法，都应特别注意评价结果的及时反馈，使评价能更好地发挥导向、调控和激励功能。

（三）影响临床护理能力评价的因素及控制方法

临床护理能力评价不同于对认知领域的评价，除了模拟考核法外，常受到各种因素的影响，如评价者、学生和考核方法的选择。

1）评价者：一些评价临床护理能力的方法在评分上受评价者主观因素的影响较大，因此评价者自身素质是影响临床护理能力评价效果的一个重要因素。评价者自身素质包括3个方面：一是自身业务水平，如果评价者自己临床能力不强，护理操作不正规，则很难对学生进行正确的评价；二是评价者对评价工作的态度是认真负责还是应付了事；三是评价者是否公正客观。控制方法主要是慎重选择评价者和评价组成员。要选择业务水平较高、有临床教学经验、护理操作正规、客观公正、认真负责的教师担任评价者。在考核前应针对考核对评价者进行一定的训练，统一对评价的认识、评分标准和操作步骤手法，使其熟悉评分量表等。

2）学生：影响评价的主要因素是学生对将要考核的内容的

准备程度，以及评价时的焦虑水平。这与认知领域的评价是基本一致的，但是由于临床护理能力评价往往是一名学生面对一名评价者或一个评价组，所以学生往往会由于紧张而达不到应有水准，致使考核不能很好地反映学生临床护理技能的训练情况。要控制这个因素：首先是让学生在考核前对考核的内容有充分的准备，对临床护理技能胸有成竹；其次是评价组在考核前可以让学生先稳定一下情绪，考核中适当鼓励，使学生恢复自信，保持从容镇定。

3）考核方法的选择：不同考核方法的可靠性、有效性、客观性是不同的，各有其优缺点。如床边考核法在选择病例上很难做到难度相同。考试病例虽然经过精心挑选，但患者配合程度、病情的轻重程度、需要进行何种护理都极难绝对平衡，这样就存在一个考生机遇的问题，有时会影响评价结果。而对于模拟考核法，由于有些真实患者的表现，如某些阳性体征或症状无法真实再现或模拟，使得考核内容也有一定的局限性。因此评价者应针对不同考核方法的特点，扬长避短，对有缺陷的地方尽量采取一些控制方法予以弥补，使其影响降到最低程度。

此外，评价学生能力是采用间断性评价还是连续性评价，对评价结果也有一定的影响。间断性评价往往有时段上的抽样误差。连续性评价则可以克服这个缺陷，但需要投入更多的时间和精力。

第六章　临床护理教学管理

第一节　教学管理概述

一、教学管理的概念

为了实现教学目的和落实培养目标，为了使教师、学生围绕教学内容顺利开展教学活动，需要规范教学管理的体制、制度及其运行等。具体而言，要有一个行政体系作为载体，如教学管理行政体系，维系这个体系运转则需要设计相应的制度，如教学管理制度，再对制度的运行进行测评，如教育测量与评价。从宏观层面看，国家教学的行政与管理有哪些工作，从微观层面看，医院教学的行政与管理有哪些工作，这些范畴就是本章所要阐述的对象。

临床护理教学管理是指教学管理人员按照教学管理规律，对临床护理教学过程中的教学活动、教学资源、教学质量等进行管理的一系列活动。目的是完成既定的教学任务、达到预期教学效果。教学管理涵盖了医院教学中的所有要素、流程、环节。从内容上讲，教学管理包括管理机构运行、教学制度、硬件设施管理、教学活动设置、教师管理、学生管理、教学档案管理、教学质量监控等。

二、教学管理行政体系

医院护理教学管理行政体系是医院内部负责临床护理教学与培训的重要组织架构，它确保了护理专业学生及在职护士能够接受系统、科学、有效的教育和培训。

（一）总体架构

医院护理教学管理行政体系通常实行分级管理，从高层到基层逐步细化，确保教学工作的有序进行。一般来说，这个体系包括以下几个层级。

1）医院领导层：由院长或分管副院长负责总体指导和监督护理教学管理工作，确保教学工作与医院整体发展战略相协调。

2）护理部：作为临床护理教学管理的核心部门，护理部负责制订教学计划、组织教学活动、评估教学质量等。护理部主任在分管副院长的领导下，全面负责临床护理教学管理工作。

3）科室/病区：各科室/病区设立教学小组或指定教学负责人，负责本科室/病区的具体教学工作，包括实习生的带教、在职护士的继续教育等。

（二）具体职责

1）医院领导层：制定医院护理教学发展的长期规划和短期目标；审批护理部提交的教学计划和预算；监督临床护理教学管理工作的执行情况，并提供必要的支持和资源。

2）护理部：制订详细的教学计划和教学大纲，明确教学目标和要求；组织开展各类教学活动，如理论授课、临床带教、技能操作培训等；建立教学质量评估体系，定期对教学质量进行评估和反馈；负责护理教学师资队伍的建设和管理，包括教师的选拔、培训和考核等；协调各科室/病区之间的教学工作，确保教学资源的合理配置和有效利用。

3）科室/病区：根据护理部的教学计划和要求，制订本科室/病区的教学计划和实施方案；负责本科室/病区实习生的带教工作，包括临床指导、技能操作训练等；组织开展本科室/病区的护理查房、病例讨论等教学活动；对本科室/病区的在职护士进行继续教育和培训，提升他们的专业知识和技能水平。

三、教学管理的主要内容

1) 教务管理：这是各项工作得以顺利展开的基础，包括编制教学预算，教学物资设备的购买、保管、维护和维修，为学生提供住宿和饮食服务等。

2) 教学管理：一般包括教学计划、教学方案、教学课程编制、教学人员的在职训练和教学评估。教师的在职培训在医院教学管理中是一项非常重要的工作。教学是复杂的，教学方法的改进也是没有极限的，因此教学能力的培养是教师终身的事情，医院应该将教师学习进修制度化。学校教学评估也是教学管理的一项重要任务，包括教师教学方案、教学过程和教学绩效的评估。

3) 人事管理：这是医院教学各项工作得以顺利展开的重要保证，主要包括教学人员的选拔、工作安排和人员的选用、辞退，以及人员的福利等。

4) 学生管理：这是医院教学管理目标成效的指标，包括学生行为管理、学生资料管理、学生组织管理等众多内容，其中学生行为管理是院风建设、教风建设和学风建设的重要内容。由于学生身份的特殊性和学习任务的特殊性，学生心理特征的差异性和生理功能的个体性，要求对学生的教育管理具有高度的针对性、有效性。

四、教学管理制度

（一）教学管理制度的分类

医院临床护理教学管理制度涵盖了教学组织、教学质量、学生、师资队伍、教学设施与设备以及教学档案等多个方面，旨在通过全面、系统的管理，确保临床护理教学工作的有序进行和质量的持续提升。

1. 教学组织管理制度

教学组织管理制度主要涉及临床护理教学的组织架构、职责分工、教学计划制订与实施等方面的规定，明确医院护理部、科室及带教老师在临床护理教学中的角色与职责，合理配置教学资源，如教学场地、教学设备、教学资料等。

2. 教学质量管理制度

教学质量管理制度旨在确保护理教学质量的持续改进和提升，包括教学质量监控、教学评估、反馈与改进等环节。教学质量监控：建立教学质量监控体系，对教学过程进行定期检查和评估。教学评估：采用多种评估方式（如学生评教、同行评教、教学督导等）对教学质量进行全面评估。反馈与改进：将评估结果及时反馈给教师和学生，并采取措施加以改进。

3. 学生管理制度

学生管理制度主要关注学生在临床护理学习期间的行为规范、考勤管理、考核与评价等方面的规定。行为规范：制定学生行为规范，明确学生在学习和实践中的行为准则。考勤管理：建立严格的考勤制度，记录学生的出勤情况，并采取相应的管理措施。考核与评价：建立科学合理的考核评价体系，对学生的学习成果进行全面评价。

4. 师资队伍管理制度

师资队伍管理制度涉及带教老师的选拔、任用、培训、考核等方面的规定，旨在打造一支高素质的护理教学师资队伍。

5. 教学设施与设备管理制度

教学设施与设备管理制度主要关注临床护理教学所需设施与设备管理、使用与培训、维护与更新等方面的规定。设施与设备管理：建立设施与设备管理制度，明确管理责任和维护要求。使用与培训：对设施与设备的使用进行规范，并为师生提供必要的操作培训。维护与更新：定期对设施与设备进行检查和维护，确保其处于良好状态，并根据需要进行更新升级。

6. 教学档案管理制度

教学档案管理制度涉及临床护理教学相关档案收集、整理与保管、利用与服务等方面的规定。档案收集：全面收集临床护理教学过程中的各类档案材料。整理与保管：对档案材料进行整理、分类和保管，确保其完整性和安全性。利用与服务：为师生提供档案查询和利用服务，支持教学和科研工作。

（二）保障教学管理制度的科学性

保障临床护理教学管理制度的科学性，是提升护理教学质量、确保护理专业学生实践能力和安全性的重要基础。

1. 明确目标和原则

1）确立目标：首要任务是明确目标，即提升教学质量、促进学生全面发展、规范教学管理流程等。

2）坚持原则：制定制度时应坚持科学性、合理性、可操作性和公平性等原则，确保制度内容符合教育规律和学生发展需求。

2. 优化制度执行与反馈

1）加强制度宣传：通过会议、培训、宣传栏等方式，加强对教学管理制度的宣传和解读，确保教师和学生充分了解制度内容和要求。

2）强化制度执行：建立制度执行的监督机制，确保制度得到有效执行。对于违反制度的行为，要及时纠正和处理。

3）注重反馈与改进：建立教学管理制度的反馈机制，鼓励教师和学生提出意见和建议。根据反馈情况，及时调整和完善制度内容，确保制度的科学性和合理性。

3. 引入现代化管理手段

利用现代信息技术手段，建立教学管理信息化平台，实现教学资源的共享和管理流程的自动化。通过数据分析，为教学决策提供科学依据。

4. 注重制度创新与持续改进

1）鼓励制度创新：鼓励教师和学生积极参与教学管理制度的创新实践，提出新的想法和建议。通过试点等方式，不断完善和优化教学管理制度。

2）建立持续改进机制：建立教学管理制度的持续改进机制，定期对制度进行评估和反思。根据评估结果和反馈意见，及时调整和完善制度内容，确保制度的科学性和合理性。

五、教学质量管理

（一）教学质量管理的概念

《教育管理辞典》中教学质量管理的定义：为了实现既定的教学目标，按照人才培养要求，对教学过程的各阶段和各环节进行的所有质量管理控制活动。西方国家则在教学质量管理理论的基础上，结合全面质量管理和企业管理知识，提出了教学全面质量管理概念，更加偏重于为了提高教学质量而进行有效的、规范的、科学的全面管理控制。

医院教学质量控制是指以医院教学目标和教学计划为依据，对医院教学工作和整个教学过程以及全体教师、学生等进行合理的评价，有效地监督与管理，保证医院教学工作顺利开展，使培养的学生层次更高、办学效益更优。为了做好医院教学质量控制，必须建立系统、科学的医院教学质量管理控制体系和制定质量控制办法。

（二）临床护理教学质量管理方法

1）临床护理教学质量监控机制：定期的教学质量检查、教学评估和学生反馈收集等。通过这些监控手段，可以及时发现临床护理教学中的问题，采取相应措施进行改进。

2）带教老师发展与培训：临床护理教学质量与带教老师的素质和能力密切相关。带教老师在临床教学质量管理中发挥着关键作用。通过组织定期的教学研讨、经验交流和技能培训等活动，提高带教老师的教学水平和专业素养。同时，还要鼓励带教老师参与教学研究和改革创新，不断提升教学质量和教学效果。

3）临床护理教学资源管理：优质的教学资源是提高临床护理教学质量的重要保证。对临床护理教学资源进行合理配置和管理，能确保教学资源满足教学需求。同时，还要不断更新和优化教学资源，以适应教学发展的需要。

4）临床护理教学质量评价体系：建立科学、全面的教学质量评价体系是提高临床护理教学质量的重要手段。通过制定明确的教学目标和评估标准，运用多样化的评估方法（如学生评价、同行评价、专家评价等），对教学质量进行客观公正的评价。

5）持续改进与反馈机制：临床护理教学质量管理是一个持续改进的过程。因此，要建立有效的反馈机制，及时收集和分析教学质量评估结果、学生反馈等信息，针对存在的问题制定改进措施并实施。同时，还要定期对临床护理教学质量进行复查和评估，确保教学质量得到持续提高。

第二节　教学档案管理

临床护理教学档案是医院在完成临床护理理论教学、临床见习、临床实习、继续医学教育等教学任务的过程中形成的具有保存价值的教学资料，主要包括医院临床护理教学条件、师资队伍建设、教学管理、教学过程、教学效果、学生工作、学生学籍等方面的资料。

一、临床护理教学档案的特点

1）多元性：临床护理教学档案有纸质文件、声像资料、电子文档和图表数据等多元性的表现形式。参与教学档案形成的人员也多元化，参与人员包括临床教学管理部门人员、带教老师和学生等。

2）跨年度成套性和通用性：临床护理教学档案一般以学期学制和课程体系为归档周期，具有跨年度成套性和通用性的特点。

3）分散性：临床护理教学档案涉及教学管理部门、教研室、教研组及从事教学工作的临床科室带教老师等。教学档案的形成环境较分散，从而造成教学资料保存环节过多，给收集工作带来一定困难。

4）复杂性：由于教学医院职能的双重性，临床护理教学档案的内容与临床工作密不可分，导致档案收集更加复杂，内容更丰富。

二、教学档案的作用和教学管理水平

（一）衡量医院临床护理教学质量和教学管理水平的重要标志

临床护理教学档案作为医院教学档案的重要组成部分，是衡量医院临床护理教学质量和教学管理水平的重要标志，是护理教学活动和教学管理工作的原始记载和具体体现。查阅和分析临床护理教学档案中的信息资料、各类教学经验，使教学过程中存在的问题和不足都有所体现。因此，分析、研究临床护理教学档案中的资料，总结普遍性和规律性的信息，通过不断完善教学方法、改进教学方案，能够有效提高医院的护理教学质量。

(二) 评价护理教学水平的重要凭证

在医院护理专业认证、护理教学评估中，教学档案是反映医院护理教学工作全貌最直接、最系统的佐证。教学档案的管理和利用情况直接反映了医院的临床护理教学水平和管理能力。在评估过程中，专家根据教学评估指标，主要通过查阅教学档案的方式来掌握医院临床护理教学工作的具体情况。若医院临床护理教学档案不系统、不完整，则无法证明教学过程、教学效果以及教学管理工作的水平和能力。因此，医院临床护理教学档案具有重要的凭证价值，为临床医学专业认证、临床医学教学评估工作提供重要的支撑。

(三) 推动医院教学发展的重要助力

教学档案系统记录了医院教学活动和教学管理的全过程，包括取得的成果和经验、存在的不足等。通过调阅教学档案，教学管理人员和带教老师在充分掌握医院过往教学情况的基础上，才能制定出切实有效的教学决策，稳步推进临床教学研究和教学改革，保障医院临床教学管理的科学性和临床教学的连续性，从而推动医院教育教学工作向前发展。

(四) 搭建医院间沟通交流的重要平台

教学档案中记载着内容丰富的教学经验、教学活动案例和科研成果等，不仅能够服务于院内临床师生和教学管理者，还能在医院间进行临床教学、教学科研经验交流和成果展示，进一步扩大院际交流平台，实现教学档案资源的共享；同时还可以提高医院的影响力和知名度，进一步促进医院教学工作的良性发展。

三、教学档案管理存在的问题

(一) 不同医院教学档案体系不一致

医院集医疗、教学、科研于一体，需要收集整理的资料和档案内容庞杂、来源多样、要求各异。特别是对于医院教学档案来讲，其形成过程更为分散，收集整理更为复杂。大部分的医院在长期的教学工作中形成了服务于各自医院和所属医学院校的教学档案体系。而各医院教学档案的归档内容和范畴不一致，导致许多珍贵的教学资料没有得到妥善保存，教学档案资料不齐全、不规范，严重影响了医院教学档案的系统性和完整性，也不利于医院之间的借鉴和交流。

（二）临床重教学活动轻教学资料归档

医院教学管理部门一般有专人负责教学档案的管理工作。各临床科室的教学档案一般由教学组长负责管理。而在临床日常教学活动中，大部分一手教学资料主要分散在带教老师手中，在临床教学活动结束后，带教老师对教学过程的记录和相关资料疏于整理和归档，导致部分珍贵的临床教学资料不全或遗失。管理者在教学督导检查工作中也经常发现，医院各教研室、临床科室的教学档案残缺不全，部分科室为了应付检查，经常突击补充整理教学档案，导致教学档案缺乏真实性和实时性，失去了教学档案真正的价值和意义。

（三）医院对教学档案管理的投入不足

系统高效的医院教学档案管理工作离不开良好的软、硬件保障。目前大部分医院的教学档案仍然停留在传统手工操作的纸质档案管理阶段，管理人员需要耗费大量的时间整理和造册。加之没有专门存放教学档案的档案室，教学档案多用纸箱封存在库房，受环境因素影响大。另外，各个医院对教学档案工作在人、财、物方面的投入非常有限，几乎没有专门针对教学档案管理方面的师资培训，也少有引进信息化、数字化的管理软件，导致教学档案存在保存难、查找难、调阅难等问题。同时，教学档案资料缺少必要的资源共享，存在信息孤岛问题，严重影响医院教学档案的开发利用，无法完全发挥其应有的价值和作用。

（四）医院对教学档案的开发利用意识淡薄

在医院临床教学实际工作中，对教学档案的利用通常仅限于学期末对带教老师考评、评优评先、职称晋升或日常教学检查、查阅学生学习档案、学生奖惩等情况。几乎很少将医院教学档案真正应用到教学决策、教学改革、成果研究等提高医院临床教育教学质量方面，导致医院教学档案的有效价值并未得到充分开发利用。究其根本，除了受制于信息化建设程度、查阅教学档案的渠道不够便捷、教学档案资源未充分共享外，还包括缺乏对医院教学档案的开发利用意识，致使医院教学档案管理工作仅停留在归档保存层面，未能很好地发挥其提高医院教学质量和推动医院教育教学向前发展的重要作用。

四、医院教学档案管理的改革路径

（一）制定统一的教学档案归档体系、管理制度和流程

针对医院教学档案的多元性、分散性、复杂性等特性，应根据档案法律法规、护理专业认证、各类培训基地建设相关要求和医院教学工作实际需求，制定统一的教学档案归档体系、管理制度和流程，从而明确教学档案的必要采集信息、细化归档目录和要求，制定归档标准并责任到岗。最终实现分层分级管理，达到科学收集、编排教学档案的目的，使教学档案管理更加系统完善、科学规范，便于检索、查阅和交流借鉴。

（二）加强培训，增强医院教学档案管理意识

医院应根据不同教学档案人员的岗位需求，分类别、分层次、分阶段开展培训。主动请进来、送出去，通过邀请医学院校、其他教学标杆医院教学档案专业人士来院举办讲座，选派骨干教师、教学档案管理人员前往医学院校、其他教学标杆医院学习或参加相关学习班的培训，持续提高医院教学档案管理人员的业务能力，增强带教老师对教学资料的归档意识。

（三）重视医院教学档案督导检查

完善教学档案督导检查制度，根据归档目录和要求，细化医院教学档案检查项目和标准。检查项目的责任人职责要与科室护士长、教学护士长、教学组长等教学管理人员的岗位职责相匹配，引导所有教学管理人员都承担起相应的教学档案管理职责，量化各项考核指标并纳入绩效考核体系。教学管理部门应在教学工作会上组织所有教学岗位人员学习医院教学档案归档体系、管理制度、岗位职责和工作流程，深入各科室指导教学档案管理工作，定期开展督导检查，对发现的问题限期整改并择期复查。同时，检查结果与科室和相关人员的绩效、教学岗位津贴和评优评先挂钩，从而提高临床相关人员对教学资料归档的积极性，推动医院教学档案管理工作的规范化、科学化建设。

（四）加大对医院教学档案管理的投入

1. 加大医院教学档案管理配套设施的投入

对于医院教学档案管理工作而言，相关基础设施建设是保障教学档案管理工作顺利开展的首要因素。应加强医院教学档案基础建设，配备专门的教学档案室、阅览室，安装电子监控并具备防火、防盗、防尘、防有害生物的档案保护设备。为教学管理部门、科室教学档案阅览室配备档案柜、扫描仪、装订机等常规办公设备。

2. 加快医院教学档案数字化馆藏建设

随着现代信息技术的不断发展，医院教学档案从过去单一的纸质管理方式向多元化管理模式转变，人工收集和纸质存档已经严重制约医院教学档案管理的时效性和利用率，开展数字化建设是医院教学档案管理工作向前发展的必然趋势。通过构建院内教学档案管理信息服务平台，或利用现有的院内医疗服务平台，结合医院教学档案归档体系和归档目录，创建院内教学档案数据库。为院级教学档案和各科室的教学档案分设子目录，逐步将医院教学资料按照归档目录以电子档案的形式储存。给予教学管理部门和各科室操作权限和访问权限，提供关键词和全文检索相结合的方式，使带教老师和教学管理人员随时可以通过院内网迅速查阅教学档案并直接运用到教学实践中，消除信息孤岛，实现教学资源共享。

3. 探索医院教学档案的多种利用形式

医院教学档案的价值主要体现在为临床教学提供依据和服务。通过深入研究医院不同类别教学档案使用者的根本需求、剖析教学档案中的潜在信息，如临床教学过程中形成的教案、教学方法、教学活动素材、重大事项等有价值的教学档案资源，对其进一步加工、整合，从而提炼出服务于临床教学的资源信息。同时，通过梳理不同教研室、不同带教老师、不同教学环节存在的亮点与问题，使之成为制定临床教学决策、推动教学改革、开展教学研究必不可少的档案素材。

五、教学档案分类

1) 教学制度、规范：上级教学文件、医院制定的制度/规范、教学计划/总结等。

2) 教师管理资料：①教师选拔、培训、考核材料；②教师资质证明材料；③教师参加学术活动证明资料；④教师教学科研论文或课题资料；⑤教师教学相关获奖情况等。

3) 教学实施：教学大纲、教学方案、教学计划等。参考内容如下：

（1）临床实践教学任务清单。

（2）专题讲座：讲座计划表、讲座课件、专题讲座记录、签到表。

（3）操作示教：操作示教计划表、操作课件/教案、操作示教记录、签到表。

（4）护理查房：护理查房计划表、查房课件、护理查房记录、签到表。

　　（5）病历讨论：病历讨论计划表、病历讨论记录、签到表。

　　4）学生考试考核文件：学生原始试卷、操作评分标准、工作质量评价标准及分析报告。

　　5）教学评价：教学评价方案、计划、标准，实施教学评价的原始资料及分析报告。

　　6）教学会议：会议议程、签到表、会议纪要等。

六、教学档案管理要求

　　1）应确保文件完整、真实、准确、系统。

　　2）归档的文件应为原始资料。

　　3）文件应注意对患者隐私的保护。

　　4）文件保存期限建议为 4 年。

　　5）文件应由专人负责管理。

参考文献

[1] 姜安丽，段志光，孙宏玉，等．护理教育［M］．北京：人民卫生出版社，2022．

[2] 苗蓓蓓，张蔚，刘振波．现代护理教学与临床实践［M］．北京：世界图书出版公司，2019．

[3] 李娜，关红，张来军，等．临床护理实践教学模式研究进展［J］．护理研究，2017，31（24）：2971－2973．

[4] 张屏，蒙莉萍，郭洪花，等．护理实践教学方法研究新进展［J］．海南医学，2016，27（16）：2679－2681．

[5] 杨士来，王晓霞．临床护理教学研究进展［J］．护理学报，2015，22（24）：34－36．

[6] 郑爱婵，周小兰，胡敏华．学校护理教学与医院护理实践［J］．陕西医学杂志，2005，34（7）：2．

[7] 杨红军，赵舸争，梁陶媛，等．临床护理带教教学方法的应用现状分析［J］．中国医刊，2023，58（10）：1156－1160．

[8] 张瑞霞，张来军，刘慧，等．"院中校"教学模式在高职护理专业中的应用［J］．继续医学教育，2022，36（4）：25－28．

[9] 郭敏敏．翻转课堂教学评价研究［J］．中国医学教育技术，2016，30（4）：397－401．

[10] 李晓愚，胡静超，章雅青．MOOCs教学评价研究现状及进展［J］．中国护理管理，2017，17（7）：915－918．

［11］史晓燕. 教师教学评价：主体·标准·模式·方法［M］. 北京：北京师范大学出版社，2018.

［12］陈谊秋，赵妍妍. 医学高职院校护理教学评价模式应用探析［J］. 商情，2019（12）：163.

［13］魏奇迅. 地方高校教学督导与教学评价的工作机制探析［J］. 科教文汇，2021（20）：12－14.

［14］孙蔚鹏. 中职教育教学评价的问题及对策［J］. 教师，2021（21）：77－78.

［15］霍枚玫，姚荣中，余颖，等. 基于OSCE的高职护理教学评价模式构建与应用［J］. 中国医学装备，2021，18（8）：145－148.

［16］迪伦·威廉. 融于教学的形成性评价［M］. 王少非，译. 南京：江苏凤凰科学技术出版社，2021.

［17］陈偶英. 临床护理教学查房案例与设计［M］. 北京：人民卫生出版社，2022.

［18］陈世月，董晗钰，李茂婷，等. 高校课程思政教学评价体系的构建［J］. 医学教育管理，2023，9（6）：693－699.

［19］庞冰，王秀红，王芸芸，等. 虚拟仿真实验教学评价的现状及对护理教育的启示［J］. 中华护理教育，2023，20（2）：164－168.

［20］王玉萍. 评价与教学［M］. 北京：北京师范大学出版社，2023.

［21］陈丽濛. 疑探导练教学模式结合Mini-CEX评价模式在临床护理实习教学中的应用研究［J］. 卫生职业教育，2024，42（5）：83－86.

［22］娄方丽，郑佳文，叶红燕，等. 专业认证驱动下护理教学质量保障体系的构建与运行机制研究［J］. 护理研究，2024，38（4）：698－702.

[23] 赵子墨,戴子博,何星. 教育教学管理理论在医学专业中的应用[J]. 中国防痨杂志,2024,46(3):369-370.

[24] 纪慧,蔡珍珍. 高等医学院校教学管理[M]. 北京:科学出版社,2016.

[25] 孙宏玉,孟庆慧,王桂云. 护理教育学[M]. 北京:北京大学医学出版社,2023.

[26] 毛靖,胡翠环,刘以娟,等. 护理专业教师教学能力标准、培训方案和培训质量评价指标体系[M]. 北京:高等教育出版社,2012.

[27] 梁红敏,罗志勇,王丽群,等. 对教学医院教学档案规范性管理的探索[J]. 昆明医学院学报,2010,31(10):133-136.

[28] 李继华,李淑华. 临床护理教学档案的设计应用及管理[J]. 中国全科医学,2010,13(z1):101-102.

[29] 万雁雁,于兰贞. 基于档案管理视角的护理教学档案建设[J]. 护理研究,2012,26(21):2000-2001.

[30] 吕国兴,樊贵,商爱民,等. 从教学评估及检查看教学档案的管理[J]. 医学教育,2001(2):30-31.

[31] 童燕,魏义东. 医院临床教学档案管理初探[J]. 现代预防医学,2008,35(16):3096-3096,3101.

[32] 杜鸿,梁萍. 做好附属医院教学档案管理工作的思考[J]. 医院管理论坛,2010,27(6):42-44.

附 录

附表 理论讲课计划（以NICU规培护士教学为例）

时间	护理理论培训	学时	护理技能操作培训	学时
岗前培训	规培生入科介绍、服务规范、岗位职责、考勤制度	1	ICU生命体征监测技术	1
	NICU的建制与管理	1	ICU推注泵、输液泵的使用	1
	NICU医院感染的防控	1	NICU心电监护技术	1
	HIS的使用及注意事项	1	NICU的血糖监测技术	1
	入科、探视、出科沟通技巧培训	1	NICU常用仪器设备的使用（暖箱、辐射台、蓝光箱、吊塔等）	1
入科摸底考试（理论考试）+手卫生操作考试			

141

续附表

时间	护理理论培训	学时	护理技能操作培训	学时
第1个月	新生儿医源性皮肤损伤的评估要点和预见性护理的专家共识（指南解读）	1	新生儿沐浴及晨晚间护理	1
	NICU常见疾病的护理（黄疸、肺炎、败血症）	1	体位管理（量表）	1
第2个月	NICU常见药物相关知识（安全管理）	1	脑功能aEEG	1
	NICU常见氧疗模式及选择	1	留置胃及鼻饲技术	1
第3个月	新生儿气胸的护理	1	胸腔闭式引流	1
	新生儿复苏指南最新版（指南解读）	1	新生儿复苏	1
	中期理论考试：新生儿复苏（指南解读）+前面培训操作任意抽2项			
第4个月	新生儿坏死性小肠结肠炎临床诊疗指南	1	造瘘袋更换	1
	输血安全管理	1	电除颤	1
第5个月	新生儿经外周置入中心静脉导管实践指南（指南解读）	1	呼吸机管道的连接及维护	1
	欧洲新生儿呼吸窘迫综合征管理共识指南（学科前沿）	1	机械通气下气管导管内吸痰	1
第6个月	人工气道内吸痰临床实践指南	1	动脉血气的采集及血气分析仪的使用	1
	血气分析的判读	1	—	
	轮转最后一周出科考核：新生儿复苏（情景模拟）+前面培训操作任意抽2项			

142